肺系病
PBL 教学
医案选粹

主 编 兰智慧（江西中医药大学）
　　　　刘良徛（江西中医药大学）

全国百佳图书出版单位
中国中医药出版社
·北 京·

图书在版编目（CIP）数据

肺系病 PBL 教学医案选粹/兰智慧，刘良倚主编 . —
北京：中国中医药出版社，2022. 7
ISBN 978 – 7 – 5132 – 7513 – 2

Ⅰ . ①肺⋯　Ⅱ . ①兰⋯ ②刘⋯　Ⅲ . ①肺病（中医）−
医案−汇编　Ⅳ . ①R256. 1

中国版本图书馆 CIP 数据核字（2022）第 048284 号

中国中医药出版社出版

北京经济技术开发区科创十三街 31 号院二区 8 号楼
邮政编码　100176
传真　010 – 64405721
河北品睿印刷有限公司印刷
各地新华书店经销

开本 880 × 1230　1/32　印张 5. 75　字数 136 千字
2022 年 7 月第 1 版　2022 年 7 月第 1 次印刷
书号　ISBN 978 – 7 – 5132 – 7513 – 2

定价　38. 00 元
网址　www. cptcm. com

服 务 热 线　010 – 64405510
购 书 热 线　010 – 89535836
维 权 打 假　010 – 64405753

微信服务号　**zgzyycbs**
微商城网址　**https：//kdt. im/LIdUGr**
官 方 微 博　**http：//e. weibo. com/cptcm**
天猫旗舰店网址　**https：//zgzyycbs. tmall. com**

如有印装质量问题请与本社出版部联系（010 – 64405510）

《肺系病 PBL 教学医案选粹》
编委会

夏　倩（江西中医药大学）

徐　磊（江西中医药大学附属医院）

黄春燕（江西中医药大学附属医院）

黄荣泉（江西中医药大学）

程逸凡（江西中医药大学）

谢荣芳（江西中医药大学）

熊　同（江西中医药大学）

黎　晓（浙江省宁波市镇海区中医医院）

前言
PREFACE

中医临床专业学生培养的出发点是将其培养成为能独立从事临床工作的合格医生，临床辨证思维能力的培养是中医学教育的重点。《中医内科学》是连接中医理论与临床实践的重要桥梁课程。传统的中医内科学的课堂教学基本上是灌输式讲授，学生在学习过程中缺乏独立思考的机会，运用中医学基本理论辨证分析和解决临床问题的能力比较有限。问题导向式教学法（problem – based learning，PBL）以问题为基础、学生为主体、教师为引导的学习方式有助于塑造学生的自主性，培养其获取和运用知识、发现和解决问题、探索创新等能力；教材与案例教学法（case – based learning，CBL）以医案为载体，充分吸收高等教育和传统师承教育的精髓，突出中医人才早临床、勤临床、理论结合实际的培养方式。因此，PBL 和 CBL 教学是启发中医临床辨证思维的有效途径。

《肺系病 PBL 教学医案选粹》系《中医内科学》肺系病与PBL 和 CBL 教学法相互交融而成的产物，以促进理论教学与临床实际相结合、提高中医临床辨证思维能力为目的，是《中医内科学》教学的重要参考书籍。本书以国医大师洪广祥教授及工作室成员临床典型医案为主体，精选肺系病常见病、多发病医案，涉及感冒、咳嗽、哮病、喘证、肺胀、肺痨、肺痈、肺癌、肺痿、发热、咯血等 11 个病种。本书精心编排PBL 与 CBL 内容，与教材内容有机结合，从真实案例情境导入到基础知识点，包括医案导入、启发思考题、基本知识点、医案赏析、名家经验五个部分：医案按"一般情况、主诉、现病史、既往史、查体、检查、诊断、治法、方药"体例编排；启发思考题设计难度由浅入深，着重培养学生临床辨证思维能力；基本知识点紧扣教学大纲，凝练知识要点；医案赏析层层剖析临床资料，重在病机和辨证用药的理论分析，提高其临床和解决问题能力；名家经验重在分享名老中医辨病、辨证思维过程，拓宽学生视野。

　　本书基于国医大师洪广祥教授学术思想指导，强调临床辨证思维能力的培养，病种全面、治法严谨，是难得的《中医内科学》肺系病中医诊疗与案例教学参考读物，相信会对中医学子的专业知识巩固和临床辨证思维能力提升有很大帮助，对中医案例教学也有一定的借鉴意义。但是本书仍属于探索阶段，编者经验不足、水平有限，不当之处恳请读者不吝赐教，以便今后进一步补充完善。

本书编委会

2022 年 1 月

目录
CONTENTS

第一章　感　冒

一、医案导入

薛汉荣主任中医师医案——风寒感冒

裴某，女，61 岁。2016 年 8 月 15 日初诊。

主诉：感冒、咳嗽、咳痰 4 天。

自诉 4 天前因吹空调后出现咳嗽，咯白稀痰，鼻塞，流清涕，咽痒，自服感冒药（具体用药不详）后，鼻塞、流清涕稍减轻，但仍有咽干、咽痒，咽痒即咳，夜间咳甚，以单声咳为主，咳声略沉闷，咳甚引起颠顶胀痛，咯少许白痰，时稀时稠，较难咯出，怯寒，平素怕冷，冬天常手脚不温，无汗出，无咽痛，但咽部有痰滞感，时有口干，饮温水后稍舒适，无口黏、口苦，无胸闷、胸痛，无心悸，食欲稍差，食量减少，无腹胀，大便日一次，成形顺畅，无便后不净感，无挂厕，晨尿淡黄，畅。平时喜食生瓜果。49 岁绝经。舌质淡红，稍黯，边有齿印；苔白稍腻，偏厚。脉弦滑，两寸偏浮。

二、启发思考题

1. 本病的中医诊断、分型是什么？
2. 请阐述本病的病因病机。
3. 本病与风温、时行感冒如何鉴别？
4. 感冒的治疗原则是什么？

5. 请写出治法、方药（方名、药名、用量、用法）。

三、基本知识点

感冒是感受风邪引起的常见外感疾病，临床表现以鼻塞、流涕、喷嚏、咳嗽、头痛、恶寒、发热、全身不适等为特征。病情轻者称为"伤风""冒风""冒寒"；病情重者称为"重伤风"。在一个时期内广泛流行、证候多相类似者称为"时行感冒"。本病四季均可发生，尤以春冬两季为多。

西医学中的上呼吸道感染、流行性感冒表现为本病特征者，均可参照本节辨证论治。

1. 病因

（1）六淫外袭：因气候突变，冷热失常，或生活起居不当，寒温失调，六淫之邪侵袭人体而致病。六淫之中，又以风邪为主因，但在不同季节，往往夹时令之邪伤人，如冬季多风寒，春季多风热，梅雨季节多夹湿，夏季多夹暑湿，秋季多夹燥气。一般以风寒、风热多见，夏令暑湿之邪也能杂感为病。如四时六气失常，非其时而有其气，非时之邪伤人，则较感受当令之气为重。

（2）感受时行疫毒：时行疫毒伤人，其发病快，病情重而多变，往往相互传染，造成广泛流行，且无明显季节性。

2. 病机

外邪侵袭人体后是否发病，与正气强弱、感邪轻重有关。《灵枢·百病始生》曰："风雨寒热不得虚，邪不能独伤人。"若卫外功能减弱，肺卫调节疏懈，外邪乘袭卫表，即可致病。也有素体虚弱，卫表不固，稍有不慎即易感邪者，发为虚体感冒。阳虚者感邪易从寒化，阴虚者感邪易从热化、燥化。其他如肺经素有痰热、痰湿，肺卫调节功能低下者，更易感受外邪，内外相引而发病。正如《证治汇补》所云："肺家素有痰热，复受风邪束缚，内火不得疏泄，谓之寒暄。此表里两因之实证也。有平昔元气虚弱，表疏腠松，略有不谨，即显风证者。此表里两因之虚证也。"

外邪侵袭肺卫，或从口鼻而入，或从皮毛内侵。正如《素问·太阴阳明论》所云："伤于风者，上先受之。"肺处胸中，位于上焦，主呼吸，开窍于鼻，外合皮毛，职司卫外。外邪入侵，肺卫首当其冲，感邪之后，多致卫表不和及肺失宣肃，而以卫表不和为主。病理性质为表实证。由于四时六气的不同以及体质的差异，临床表现有风寒、风热及夹暑、夹湿的不同，在病程中亦可出现寒热的转化或错杂，如表寒外束，内热已盛之寒包火。时行感冒疫毒较重，往往会内传脏腑或变生他病。

感冒一般病程短，预后良好。时行病毒则病情较重。部分婴幼儿、老年、体弱患者可因感冒诱发其他宿疾而使病情恶化。

3. 辨证要点

感冒邪在肺卫，辨证属表实证，但应根据证情，区别风寒、风热和暑湿兼夹之证。

风寒感冒恶寒重，发热轻，鼻塞流清涕，咽不痛；风热感冒发热重，恶寒轻，鼻塞流黄涕，咽痛；暑湿感冒发于夏季，汗出热不解，鼻塞流浊涕，头昏胀痛，身重倦怠，心烦口渴，尿赤便溏。还需注意虚体外感者邪正虚实主次关系。

4. 治疗原则

感冒的治疗原则为解表达邪。正如《素问·阴阳应象大论》所言："其在皮者，汗而发之。"风寒者治以辛温解表，风热者治以辛凉解表，暑湿合感者当清暑祛湿，时行感冒重以清热解毒。虚体感冒治疗不可过于辛散，单纯祛邪，强发其汗，重伤正气，当扶正达邪，在疏散药中酌加补正之品。

四、医案赏析

1. 薛汉荣主任中医师医案——风寒感冒

患者基本信息、就诊日期、发病情况及四诊信息详见上文"医案导入"。

诊疗经过：

辨证为风寒袭肺，肺失宣降。治以温宣理肺，降气止咳。

方用温宣理肺颗粒：麻黄5g，杏仁10g，细辛3g，法半夏9g，紫菀10g，款冬花10g，生姜6g，辛夷6g，苍耳子10g，紫苏叶10g，紫苏子10g，僵蚕10g，蝉蜕6g。开水冲服，日一剂，分两次温服并嘱忌服生冷甜食，避风寒，注意保暖。

服药后第4天，电话回访诉咳嗽咳痰基本消失，咽干、咽痒减轻70%左右。

7天后回访，诸症几除。

【按】本案患者为中老年女性，平素怯冷，冬天手脚不温，喜食生瓜果，易伤及胃阳，影响脾胃正常运化，导致寒饮水气停聚于胃，随肺脉上犯于肺，形成肺寒，加之患者吹空调感受了外寒，外寒犯肺，肺气郁闭，津液失布，停聚为痰，内外合邪，导致肺失宣降、卫表失和而发为感冒。风寒之邪闭阻肺之鼻窍则鼻塞；风为阳邪，鼓舞津液，夹寒邪则流清涕、咯白痰；风寒束表，卫阳被遏，闭塞腠理则无汗怯寒；咽痒即咳也是风邪盛的表现；正气抗邪于肺卫则寸脉浮；平时常食用生水果导致人体阳气的亏损，故平素怯冷，冬天手脚不温；脾胃运化受阻，痰饮停聚，则舌边齿印明显，苔白稍腻，偏厚；体内痰饮邪盛则脉弦滑。本案予温宣理肺汤治疗，方中以麻黄宣散外寒，杏仁降气止咳，二者配伍一宣一降，使肺经气机调畅；细辛味辛性温，主祛风散寒，温化痰饮，止咳逆上气，配以生姜内能温化水饮，外能辛散风寒；款冬花辛甘温润，入肺经气分，兼入血分，以其温而不热，辛而不燥，甘而不滞，为润肺化痰止咳之良药，多与紫菀相伍，款冬花重在止咳，紫菀重在祛痰，二药合用，是化痰止嗽的佳品；半夏辛温，既具燥湿化痰之功，为治疗寒痰和湿痰之要药，又具开痞降逆之功，化痰可除病因，降逆可减轻咳嗽之症状，取一味半夏即可收标本兼治之效；苏叶发散表寒，兼有芳香理气，配伍苏子共奏散寒降气化痰之功。外感病多因风邪引导侵袭肺脏，故应注重宣散风邪，导邪外出，使邪有出路，加以祛风之剂，蝉蜕甘寒清热，质轻上浮，长于疏散肺经风热以宣肺利咽，蝉蜕、僵蚕相伍可祛风止痒解痉。辛夷味辛，芳香质轻，可入肺经，善散肺部风邪而通鼻窍，苍耳子性温味辛苦，归肺经，具有解表、祛风、通窍等功效，与辛夷同用能引肺系之邪走上从鼻而出。诸药合用，方药对证，立竿见影。

2. 国医大师洪广祥医案——痰热郁肺证

汪某，女，28 岁。1990 年 3 月 10 日初诊。

患者感冒咳嗽痰黄历时半月余，经用中西药效果不佳。初诊见呛咳阵作，咳声高亢，咽痒则咳，咯痰不畅，痰少黄白相兼，口干欲饮，胸胁牵引作痛，大便燥结，舌质偏红，苔腻黄白相兼，脉象浮细弦滑，左关弦细。自述胸片提示肺纹理增粗；白细胞总数及中性粒细胞数基本正常。

证属痰热郁肺，肺失宣肃，外感余邪留恋，兼夹肝气侮肺。治宜清热宣肺，清肝宁肺。

方用麻杏甘石汤、千金苇茎汤合黛蛤散加减：生麻黄 10g，南杏仁 10g，甘草 10g，苇茎 30g，黄芩 10g，冬瓜仁 30g，桑白皮 10g，全瓜蒌 30g，青黛 6g（包煎），海蛤壳 20g，金荞麦 20g。5 剂，水煎服，每日 1 剂。

二诊：服药 5 剂，咳嗽缓解，痰黄消除，大便通畅，胸胁痛已除，浮脉未现。效不更方，原方续服 5 剂复诊。

三诊：患者肺系证候完全消除，无明显特殊不适，改用麦冬汤以益气阴，善后调理。

【按】本案初始为外感风寒感冒，继而寒郁化热，肺气壅遏，肃降失常，上逆作咳。呛咳痰黄，咳声高亢为痰热壅肺所致。呛咳伴胸胁作痛，舌红脉弦，亦为肝气犯肺之证候。患者为青年女性，易兼见肝气怫逆，上逆侮肺，故呛咳频作。痰白咽痒脉浮显然为风寒余邪未清之故。

方选麻杏甘石汤合千金苇茎汤加减，既可清热宣肺、外解余邪，又能清化痰热、肃肺宁咳。肺与大肠相表里，腑气通畅，有助于肺气肃降，方中重用全瓜蒌、冬瓜仁，既可清痰热，又可肃肺通便，以顿挫痰热郁遏、肺气壅闭之势，使腑气通、肺气降，诸症自除。

3. 薛汉荣主任中医师医案——气虚感冒

王某，男，29 岁，2018 年 12 月 15 日初诊。

患者平素体弱，稍感风寒即鼻塞流清涕。患者自诉早晨突然降温，添衣不及时，咳嗽气促，痰多色白，发热恶寒，鼻塞流清涕，形体瘦弱，面色㿠白，神疲乏力，畏寒肢冷，口淡不渴，大便溏稀，舌淡苔白滑，脉浮紧，右寸无力，右关偏濡弱。

辨证为外寒内饮，肺脾气虚。治以益气解表，理气化痰。

方用参苏饮加减：人参 9g，葛根 6g，前胡 6g，麻黄 6g，杏仁 6g，茯苓 3g，桔梗 3g，紫苏叶 3g，枳壳 3g，木香 3g，半夏 3g，陈皮 3g，甘草 3g，生姜 7 片，大枣 1 枚。3 剂，水煎，每日分两次温服。

二诊：患者服药后热退，咳嗽明显减轻，痰量减少，神疲乏力，手足时冷，大便黏腻，诊其脉平缓略紧，右寸浮，右关脉濡弱。处方补中益气汤加减：黄芪5g，党参10g，白术15g，当归10g，升麻9g，柴胡9g，茯苓9g，法半夏9g，五味子6g，防风9g，炮姜6g，陈皮6g，炙甘草6g，生姜9片，大枣6枚。水煎，每日分两次温服，5日即愈。

【按】本证为外寒内饮，肺脾气虚，属气虚感冒。肺为娇嫩清虚之脏，最易受邪，且该患者平素体弱，风寒袭表，肺气不宣，则喘促、咳嗽，鼻塞流清涕，痰白；风寒外束，卫阳郁闭，则恶寒发热；肺主通调水道，肺气宣肃失常，水饮停聚成痰，又脾主运化水谷精微，脾失健运，痰浊内生，上阻于肺，故见痰多色白；湿浊下注，故便溏。肺脾气虚，则见形体瘦弱，面色㿠白，神疲乏力等。寒邪侵袭，津液未伤，故口淡不渴；脉浮主表，紧主寒，风寒在表，故见脉浮，右寸偏弱，表明肺气虚弱，右关濡弱，表明脾虚湿盛；舌淡苔白滑，表明寒湿内停。处方先予参苏饮加减治疗。方中麻黄、苏叶、葛根，发散风寒、解肌透邪；前胡、半夏、桔梗，止咳化痰，宣降肺气；陈皮、枳壳，理气宽胸；人参益气，扶正托邪；茯苓健脾，渗湿消痰；木香行气畅中；炙甘草、生姜、大枣补气和中，调和诸药，为使药。诸药合用，化痰与理气兼顾，使肺气升降复常，共奏益气解表、理中化痰之效。二诊以肺脾气虚为主，兼见表邪。方以补中益气汤加减。方中黄芪、人参、白术、茯苓，补气健脾；当归，养血和营；陈皮、半夏，理气消痰；升麻、柴胡、防风，升举清阳，解表散邪；五味子，敛肺止咳；炮姜，补虚回阳；炙甘草、生姜、大枣，补气和中，调和诸药。《医贯·后天要论·补中益气汤论》云："凡脾胃，喜甘而恶苦，喜补而恶攻，喜温而恶寒，喜通而恶滞，喜升而恶降，喜燥而恶湿，此方得之。"方药对证，立竿见影。

4. 薛汉荣主任中医师医案——肝郁气滞、痰气交阻证

周某，女，48岁。2017年4月20日初诊，谷雨。

主诉：感冒、咳嗽反复发作 1 月余。

病史：1 月前受凉后反复出现感冒、咳嗽，自服止咳糖浆、姜糖水等，未在医院诊治，1 月来症状未见好转。现症：咳嗽，咯少量白黏痰，咽喉梗阻感，无气喘，稍感胸闷，无鼻塞流涕，无恶寒发热，口干喜饮温水，无口苦口黏，形体偏瘦，纳食少，多食易腹胀，夜寐差，二便平。舌质淡，苔白腻微黄，脉弦滑。详细问诊后发现，该患者平素工作压力较大，思虑较重。

辨证为肝郁气滞、痰气交阻。治以疏肝解郁、理气化痰。

方用半夏厚朴汤合小柴胡汤加减：法半夏 10g，厚朴 6g，生姜 3 片，苏叶 10g，柴胡 10g，黄芩 10g，党参 10g，大枣 6 枚，甘草 6g，苏子 10g，浮萍 10g，杏仁 10g。5 剂。日 1 剂，水煎，共取汁 300mL，分上、下午 2 次温服。

二诊：患者已无明显咳嗽咳痰，咽喉梗阻感好转，腹胀明显减轻，仍有纳少、夜寐差，稍感神疲乏力，舌质淡，苔白腻，脉滑。辨证为脾虚，以参苓白术散合逍遥散加减善后。

【按】该患者发病前有受凉史，口服药物后感冒症状未见缓解，1 月后来就诊，为太阳先受邪，日久未愈，易发生传变。就诊时仍有咳嗽，咯白黏痰，咽部梗阻感，多由痰气交阻，气逆而咳；加之平素压力较大思想负担重，情志不畅；纳差，多食易腹胀，多由三焦气机不畅，影响水谷运化所致；舌质淡、苔白腻微黄，多由痰湿日久化热所致；弦滑脉，一则痰气交阻，二则该患者可能邪已传至少阳三焦，枢机不利，咳嗽日久难愈。拟方半夏厚朴汤合小柴胡汤加减。半夏厚朴汤，用于治疗痰气交阻；小柴胡汤则可疏理气机，和解少阳，使少阳之邪透表，同时助三焦通行诸气；患者体型偏瘦，用麻黄恐发汗太过，改用浮萍宣肺，给邪气以出路；苏子、苏叶、浮萍、杏仁，四药合用，宣降结合，恢复肺脏宣发肃降的功能，同时又助小柴胡汤运转枢机。患者服此方 5 剂后咳嗽明显缓解，且腹胀、心情不畅、咽部梗阻等症状明显减轻。

5. 薛汉荣主任中医师医案——风寒夹湿、郁而化热证

曾某，男，2 岁 3 个月。2015 年 6 月 7 日初诊。

发热 1 天。就诊时体温 39.2℃，身无汗，喜抱，昨晚嗳气，气臭，今晨自诉咽喉痛，睡时偶目上视、惊叫，不安稳，烦躁，哈欠多，平素目合则汗，主动索水，饮水较多，大便今日未解，既往大便每日 1 行，初成形后稀，色偏黑，味臭，略挂厕，小便深黄。舌质偏红，苔白，根部略腻，脉弦数，不流利，寸关浮旺，左略滑。查体：咽腭红，悬雍垂两侧见 3 个黄白色疱疹，扁桃体Ⅱ度大，腹胀满，手自温，哭泣时背部汗出潮。

辨证为风寒湿犯咽，郁而化热毒，咽喉不利，兼有中焦积热，热郁扰心，病所在阳明兼太阴。治以祛风散寒除湿，清热泻火败毒，兼消积除胀。

方用麻杏薏甘汤合银翘马勃散加味：麻黄 8g，杏仁 5g，薏苡仁 4g，金银花 2g，连翘 2g，射干 4g，牛蒡子 4g，马勃 1g，紫花地丁 3g，葛根 5g，升麻 2g，炒栀子 1g，姜厚朴 6g，大腹皮 5g，甘草 4g。

共 3 剂，水煎沸 30 分钟，一日 1 剂，分 2 次饭后温服，服第 1 剂后汗出热退，咽痛减轻，连服 3 剂后，咽喉疱疹消失，嗳气、腹胀好转。

【按】本证属风寒夹湿，郁而化热。外感风寒，寒邪压抑卫气则恶寒，继而卫与邪相争则发热，手足自温、脉浮不流利为夹湿之象，风寒夹湿，郁而化热毒，则见咽痛、咽部充血及疱疹性改变，郁热扰心则烦躁、寐欠安，中焦积热、气机不畅则嗳气、腹部胀满、关浮旺、目合则汗，故综合病因病机当为风寒湿犯咽，郁而化热毒，咽喉不利，兼有中焦积热，立以祛

风散寒除湿、清热泻火败毒、消积除胀之法，给予麻杏薏甘汤合银翘马勃散，并加紫花地丁、升麻解毒，栀子清热除烦，厚朴及大腹皮理气消胀，理法得当，连服 3 剂，诸症自除。

6. 名医蒲辅周医案——气虚感冒

邹某，男，60 岁，1958 年 8 月 23 日初诊。

形瘦体弱，素易感冒，近因疲劳受凉，头项强痛，畏风，动则汗出，轻微咳嗽，消化不好已久，肠鸣，纳差，精神不振，脉左寸微浮，右寸微弦，两关弦虚，两尺沉弱，舌正苔薄白黏腻。

由体虚卫阳不固，复感新凉之气所致，治宜调营卫，建中气。

处方：党参 6g，桂枝 4.5g，白芍 6g，炙甘草 4.5g，生黄芪 9g，法半夏 6g，陈皮 3g，茯苓 6g，生姜 6g，大枣 10g，2 剂。慢火煎 2 次，取 300mL，加饴糖 30g，和匀，分 2~3 次温服。

8 月 25 日复诊：药后 2 小时微烦，继而汗出，畏风消失，头痛亦解，饮食略增，睡眠不好。脉两寸沉微，两关弦缓，两尺沉迟。营卫初和，治宜和脾柔肝，兼滋心肾。处方：党参 6g，白术 6g，茯苓 9g，炙甘草 3g，半夏 4.5g，橘红 4.5g，五味子 20 粒，酸枣仁 9g，肥知母 1.5g，川芎 1.5g，大枣 4 枚。水煎温服，2 剂。

摘自：张小萍，陈明人. 中医内科医案精选 [M]. 上海：上海中医药大学出版社，2001：2-3.

【按】患者已过六旬，素来形体消瘦，是年老体弱、脾胃气虚之外在表现，故卫外之气不固，平时就易患感冒。脾胃虚弱，运化失职，故见消化不好已久，肠鸣、纳差，精神不振。脾土虚弱，肺气自虚，肝气偏旺，故两寸脉微，两关弦虚。两尺沉弱为年老肾亏。近因疲劳，感受风寒之气，故见头项强痛，恶风，汗出，脉浮，苔薄白，因正虚抗邪无力，无明显寒热，且左寸微浮；卫气不固，而动则汗出。综上分析，证属气虚感冒，脾、胃、肺、肾虚于内，风寒邪气侵于外。治以扶正祛邪，调营卫，建中气，黄芪建中汤合新加汤合二陈汤主之，新加汤益气解表，调和营卫，黄芪建中汤补益脾胃建中气，二陈汤燥湿健脾化痰。2剂后汗出，恶风消失，头痛亦除，知外已解，但饮食略增，睡眠不好，脉虽不浮，但寸微，关弦虚，尺沉弱，外已解，里未和，以六君子汤合酸枣仁汤和脾柔肝，兼滋心肾，以善其后。

五、名家经验

国医大师洪广祥治疗感冒经验

气阳虚弱是慢性肺系病症的主要内因，中医四大经典著作及教材中均未见有"肺阳"一词，但洪教授认为：不管从中医理论还是从临床实践来看，肺阳虚不仅有其存在的合理性，而且有其存在的必要性。慢性肺系病症患者，肺失宣降，迫气上逆则为咳，咳嗽日久，"久病必虚"，损伤肺气，《素问·通评虚实论》曰："精气夺则虚。"肺不布津，诸脏皆失所养。肺病及脾，可导致肺脾两虚，导致"久咳不瘥"，也即李东垣"肺之脾胃虚"之说。肺伤及肾，肾气衰惫，摄纳无权，则"由咳致喘"而见气短不续、动则益甚。肺气亏虚，气耗日久，必损及阳，导致肺阳虚弱。脾阳虚弱，运化失司，肺阳渐亏；肾阳为元阳之根本，肾阳不足，无以温暖肺阳；痰为阴邪，痰饮久停，易损阳气，脾阳、肾阳、痰饮成为导致慢性肺系病症患者（肺）气阳虚弱最重要的原因。卫阳（气）是机体抗感染、免疫和拮抗变应性炎性反应的第一道防线，或理解为是机体抗邪的第一道防线，是调节和防卫肺病发作诱发因素的重要屏障。患有慢性肺系疾病的患者易患感冒，且常因感冒诱发原有疾病或加重其本身病情，其实质便是气阳虚弱，卫气不固。

针对气阳虚弱证，洪教授创制了益气护卫汤。药物组成及常用剂量为：生黄芪30g，防风10～15g，白术10～15g，桂枝10g，白芍10g，红枣6枚，生姜3片，炙甘草6g，仙茅10g，淫羊藿10～15g等。本方具有温阳益气、调和营卫、振奋真元之作用，能提高机体免疫调节能力，增强呼吸道对环境中刺激因子的适应性，以控制和减少疾病发作。

感冒在临床常以上呼吸道的症状为主，常见咳嗽，鼻塞流涕，喷嚏，咽干咽痒等。洪教授认为鼻肺在形体上互为表里，功能上互相影响，鼻道通利，调适得宜，则肺宣畅条达。针对肺鼻同治，洪教授自拟代表方有清咽利窍汤，其适应证常见：日间阵咳，夜间少咳，鼻塞咽痒，咽部异物感，频频清喉，声音嘶哑，舌质微红，苔薄微腻，脉细弦滑。其药物组成为荆芥、薄荷、桔梗、木蝴蝶、牛蒡子、苏叶、桃仁、百部、射干、辛夷、苍耳子、生甘草。方中荆芥、苏叶清肺气、散寒气、宽中气，为调畅气机之要药；百部甘苦微温，润肺下气，化痰止咳；桔梗气轻味厚，升提肺气，清咽利膈，为诸药之舟楫。上4味以治肺为主，总司祛痰利肺之功。辛夷、苍耳子辛温轻浮，通鼻塞，利九窍，走气而入肺，为治鼻渊圣药，上2味以治鼻为主，总司清利鼻道之能；薄荷、木蝴蝶、牛蒡子、射干利咽开音、疏风止痒、消肿止痛，上4味以治咽为主，总司咽部开合之利。因痰滞咽喉，痰瘀互结，常见咽部气血凝滞之候，故加桃仁活血散瘀。若咽干鼻燥，可酌加麦冬、玉竹养阴清热。全方紧扣肺系，通鼻利咽，功专力强，临床疗效甚佳。

摘自：刘良徛. 国医大师洪广祥医论医话 [M]. 北京：中国中医药出版社，2020：3－14.

（熊同整理）

第二章 咳 嗽

一、医案导入

国医大师洪广祥医案——肝咳

陈某，女，46 岁，1982 年 9 月 10 日初诊。

禀性孤僻内向，柔弱寡欢，近因家事不遂，渐发胸闷，呛咳频作，咳引胁下作痛，呼吸急迫，烦躁易怒，咽喉干燥，渴欲饮冷，舌质偏红，舌边尤甚，舌苔薄黄少津，脉弦细劲。胸片提示两肺纹理增粗，余无特殊发现。服西药不效。

二、启发思考题

1. 本病的中医诊断、分型是什么？
2. 请阐述本病的病因病机。
3. 如何辨别外感咳嗽和内伤咳嗽？二者治疗原则有何不同？
4. 咳嗽的治疗原则是什么？
5. 请写出治法、方药（方名、药名、用量、用法）。
6. 如何理解"五脏六腑皆令人咳，非独肺也"？

三、基本知识点

咳嗽是临床最为常见的病证之一，涉及病种广泛。本病既是独立的一种证候，又是肺系多种疾病的一个症状。西医学的上呼吸道感染、支气管炎、支气管扩张、肺炎等以咳嗽为主症者可参考本病证进行辨证论治，其他疾病兼见咳嗽者，可与本病证联系互参。

1. 病因

咳嗽分为外感咳嗽与内伤咳嗽，二者均是病邪引起肺气失于宣降，迫气上逆而作咳。

外感咳嗽病因为六淫之邪，《河间六书·咳嗽论》谓"寒、暑、湿、燥、风、火六气，皆令人咳嗽"即是此意。

内伤咳嗽病因为饮食、情志及肺脏自病等内伤因素致脏腑功能失调，内生病邪。嗜烟好酒，内生火热，熏灼肺胃，灼津生痰；或生冷不节，肥甘厚味，损伤脾胃，致痰浊内生，上干于肺，阻塞气道，致肺气上逆而作咳。情志刺激，肝失条达，气郁化火，气火循经上逆犯肺，致肺失肃降而作咳。肺脏自病者，常由肺系疾病日久，迁延不愈，耗气伤阴，肺不能主气，肃降无权而肺气上逆作咳；或肺气虚不能布津，凝聚成痰，肺阴虚而虚火灼津为痰，痰浊阻滞，肺气不降而上逆作咳。

2. 病机

咳嗽的基本病机是内外邪气干肺，肺气不清，肺失宣肃，肺气上逆迫于气道而为咳。

咳嗽的**病位**，主脏在肺。《景岳全书·咳嗽》说："咳证虽多，无非肺病。"这是因为肺主气，其位最高，为五脏之华盖，肺又开窍于鼻，外合皮毛，故肺最易受外感、内伤之邪，而肺又为娇脏，不耐邪侵，邪侵则肺气不清，失于肃降，迫气上逆而作咳，故咳嗽病位主要在肺。《素问·咳论》说："五脏六腑皆令人咳，非独肺也。"说明咳嗽的病变脏腑不限于肺，凡脏腑功能失调影响及肺，皆可为咳嗽病证相关的病变脏腑。但是其他脏腑所致咳嗽皆须通过肺脏，肺为咳嗽的主脏。

外感咳嗽**病变性质**属实，为外邪犯肺、肺气壅遏不畅所致，其**病理因素**为风、寒、暑、湿、燥、火，以风寒为多，病变过程中可发生风寒化热、风热化燥或肺热蒸液成痰等**病理转化**。

内伤咳嗽**病变性质**为邪实与正虚并见，他脏及肺者，多因邪实导致正虚，肺脏自病者，多因虚致实。其**病理因素**主要为"痰"与"火"，但痰有寒热之别，火有虚实之分，痰可郁而化火，火能炼液灼津为痰。他脏及肺，如肝火犯肺每见气火耗伤肺津，炼津为痰。痰湿犯肺者，多因脾失健运，水谷不能化为精微上输以养肺，反而聚为痰浊，上贮于肺，肺气壅塞，上逆为咳。若久病，肺脾两虚，气不化津，则痰浊更易滋生，此即"脾为生痰之源，肺为贮痰之器"的道理。久病咳嗽，甚者延及于肾，由咳致喘。如痰湿蕴肺，遇外感引触，转从热化，则可表现为痰热咳嗽；若转从寒化，则表现为寒痰咳嗽。肺脏自病，如肺阴不足每致阴虚火旺，灼津为痰，肺失濡润，气逆作咳，或肺气亏虚，肃降无权，气不化津，津聚成痰，气逆于上，引起咳嗽。

外感咳嗽与内伤咳嗽可相互影响为病，病久则邪实转为正虚。外感咳嗽如迁延失治，邪伤肺气，更易反复感邪，而致咳嗽屡作，转为内伤咳嗽；肺脏有病，卫外不固，易受外邪引发或加重，特别在气候变化时尤为明显。久则从实转虚，肺脏虚弱，阴伤气耗。由此可知，咳嗽虽有外感、内伤之分，但有时两者又可互为因果。

3. 辨证论治要点

表 2 – 1 辨证论治要点

分类	疾病特点	病性	病理因素	伴随症状	治疗原则
外感咳嗽	新病，起病急，病程短	实证	以风寒、风热、风燥为主	伴肺卫表证	祛邪利肺
内伤咳嗽	久病，常反复发作，病程长	邪实正虚	以痰湿、痰热、肝火、阴虚为主	伴他脏见症	祛邪扶正标本兼顾

咳嗽的治疗，除直接治肺外，还应从整体出发注意治脾、治肝、治肾等。外感咳嗽一般均忌敛涩留邪，当因势利导，俟肺气宣畅则咳嗽自止；内伤咳嗽应防宣散伤正，注意调理脏腑，顾护正气。咳嗽是人体祛邪外达的一种病理表现，治疗决不能单纯见咳止咳，必须按照不同的病因分别处理。

四、医案赏析

1. 国医大师洪广祥医案——肝咳

患者基本信息、就诊日期、发病情况及四诊信息详见上文"医案导入"。

诊疗经过：

证属气郁化火，横逆犯肺，肺失清肃。治当清肝泻火，肃肺止咳。方用黛蛤散合丹栀四逆散加减：净青黛 6g（包煎），海蛤壳 20g，牡丹皮 15g，生栀子 10g，北柴胡 10g，白芍 10g，枳实 10g，生甘草 10g，南杏仁 10g，枇杷叶 10g。7 剂，水煎服。

二诊：服药 3 剂后咳嗽顿减，服完 7 剂咳嗽消失，诸症悉除。续服 7 剂以巩固疗效，并嘱其注意调整心态，避免再次发作。

【按】本案由于肝气郁久而产生肝火，冲逆犯肺，肺失清肃，上逆而致咳呛频作，牵引两胁作痛，烦躁易怒，脉细弦劲，为"木火刑金"之证，即《素问·咳论》所说之"肝咳"。方用黛蛤散合丹栀四逆散，青黛、海蛤壳清肝化痰；柴胡疏肝解郁，白芍养血柔肝；枳实增强舒畅行气之效；丹皮、栀子、枇杷叶、杏仁增强清热止咳之力；甘草调和诸药。全方共奏清肝泻火，肃肺止咳之效。肝咳病本在肝，影响于肺，故发病时常先见肝病症状。肝气性升，风木易燃，肺为娇脏，不耐邪侵，故治肝咳之药最宜清凉潜降，切忌燥热升散。

2. 兰智慧主任中医师医案——风寒咳嗽

胡某，女，28 岁，2018 年 11 月 4 日初诊。

患者 3 天前出差，不慎着凉后头痛鼻塞，流清涕，恶风，咳嗽，痰稀白，量少，咽痛咽痒，口不渴。自服枇杷止咳露、感冒咳嗽冲剂等，症状未减，咳嗽仍频，遂来门诊治疗。平素受寒后易咳嗽，冬春季节明显。舌质淡红，舌苔白微腻，脉浮弦滑。

辨为风寒咳嗽。治宜疏风散寒，宣肺止咳，方用冬菀止咳汤（洪广祥教授经验方）：生麻黄 10g，生姜 10g，细辛 3g，紫菀 10g，款冬花 10g，法半夏 10g，苍耳子 10g，辛夷 10g。7 剂，每日 1 剂，颗粒剂冲泡服用。穴位贴敷治疗，取穴定喘、肺俞、膏肓、心俞，以温肺散寒止咳。

复诊：患者诉服上药 2 剂后咳嗽顿减约 2/3，服完药后咳嗽痊愈。

【按】本案以咳嗽、咳痰稀白、鼻塞流涕、咽痛咽痒、头痛恶风、苔白脉浮为辨证要点。风寒之邪犯肺，肺气为风寒所束，壅遏而不得宣通，肺气上逆而见咳嗽；风寒上受，肺窍不利，则鼻塞流涕，咽喉痛痒；寒邪郁肺，气不布津，凝聚为痰，故咯痰色白稀薄；风寒外束肌腠，故伴头痛、恶风等表寒证；舌苔白，脉浮，为风寒在表之征。本案为典型的风寒咳嗽，治宜辛温疏散，宣肺止咳，不宜辛凉清润，遏敛肺气。患者服用枇杷露、感冒咳嗽冲剂不效，分析其处方组成，药性以辛凉清润为主，这是本案用药不效和取效的关键所在。冬菀止咳汤中麻黄、细辛、生姜辛温宣肺散寒；紫菀、款冬花、半夏降气化痰；苍耳子、辛夷宣通鼻窍。诸药配合，共奏祛风散寒，宣肺止咳，肺鼻同治之功。

3. 兰智慧主任中医师医案——风热咳嗽

辜某，女，69 岁。2018 年 3 月 14 日初诊。

反复咳嗽 2 月余。咽痒、痛，口干口渴，无发热，干咳，痰少质稀，色白，声嘶，胃脘部胀饱感。无头身疼痛，无鼻塞流涕，大便稀，舌淡紫，苔白，脉寸细浮数，尺弱。

患者既往有萎缩性胃炎、鼻窦炎病史。2015 年 12 月胸片：心肺未见明显异常。查体：咽红，双肺未见明显异常，拒做全血细胞分析。

辨为风热咳嗽。治宜疏散风热，宣肺止咳。方用桑菊饮加减：桑叶 15g，菊花 15g，杏仁 10g，薄荷 10g（后下），桔梗 15g，芦根 15g，连翘 15g，生甘草 6g，麦冬 10g，蝉蜕 10g，白芍 20g，九香虫 6g，7 剂，水煎服。

二诊，患者诉咳嗽咳痰减轻大半，仍感咽痛、咽痒、咽干，咳少量白稀痰，但较前明显好转。食纳可，时有反酸，二便平，舌黯，苔白黄腻，脉细。查体：咽稍红，仍宜疏散风热，祛除余邪。处方：续守前方去麦冬，加白花蛇舌草、瓦楞子、乌贼骨各 15g，7 剂，诸恙悉平。

【按】本案以咳嗽、痰少、咽痛、咽痒、咽干、口干口渴、咽红、脉浮数为辨证要点。风热犯肺，肺失宣肃，故见咳嗽、咳痰；风热之邪侵袭咽部，故见咽痛、咽痒、咽红；风热伤津，故见咽干、口干口渴；脉浮数为风热在表之征。治宜辛凉解表，疏散风热，宣肺止咳。此证在吴氏的"三焦辨证"中属"上焦病"，"上焦病"的用药当从吴鞠通"治上焦如羽，非轻不举"的特点，以轻清升浮的药为主。桑菊饮出自《温病条辨》，具有辛凉解表，疏散风热，宣肺止咳的作用，因其组方当中药量较轻，且药性多轻清升浮，故吴鞠通称其为"辛凉轻剂"，选用桑菊饮化裁。方中桑叶、菊花、薄荷、连翘辛凉疏散，以解外邪；桔梗、苦杏仁用量相等，一宣一降，复肺气之宣降以止咳嗽；芦根、天花粉清热生津止渴；麦冬滋阴润肺止咳；蝉蜕疏风利咽；甘草调和诸药。患者胃脘部胀满不适，酌加九香虫、白芍理气止痛。诸药配合，有疏风清热，宣肺止咳之功。药证契合，效果立竿见影，服药 7 剂后咳嗽已减轻大半。复诊时舌苔黄腻，去麦冬以防滋腻太过，加白花蛇舌草增强清热解毒之功，瓦楞子、乌贼骨抑酸和胃。

4. 国医大师洪广祥医案——痰热咳嗽

汪某，女，28 岁，1990 年 3 月 10 日初诊。

感冒咳嗽痰黄历时半月余，经用中西药治疗效果不佳。初诊见呛咳阵作，咳声高亢，咽痒则咳，咯痰不畅，痰少黄白相兼，口干欲饮，胸胁牵引作痛，大便燥结。据述胸片提示肺纹理增粗。白细胞总数及中性粒细胞数基本正常。舌质偏红，苔腻黄白相兼，脉象浮细弦滑，左关弦细。

证属痰热郁肺，肺失宣肃，外感余邪留恋，兼夹肝气侮肺。治宜清热宣肺，清肝宁肺。方用麻杏甘石汤、千金苇茎汤合黛蛤散加减：生麻黄 10g，南杏仁 10g，生甘草 10g，苇茎 30g，黄芩 10g，冬瓜仁 30g，桑白皮 10g，全瓜蒌 30g，净青黛 6g（包煎），海蛤壳 20g，金荞麦 20g。5 剂，水煎服。

二诊：服药 5 剂，咳嗽缓解，痰黄消除，大便通畅，胸胁痛已除，浮脉未现。效不更方，原方续服 5 剂复诊。

三诊：患者肺系证候完全消除，无明显特殊不适，改用麦冬汤以益气阴，善后调理。

【按】本案初始为外感风寒，继而寒郁化热，肺气壅遏，肃降失常，上逆作咳。呛咳痰黄，咳声高亢为痰热壅肺所致。痰白咽痒脉浮显然为风寒余邪未清之缘故。呛咳伴胸胁作痛，舌红脉弦，亦为干咳证候之一。患者作为青年女性，易兼见肝气怫逆，上逆侮肺，故呛咳频作。方选麻杏甘石汤、千金苇茎汤加减，既可清热宣肺，外解余邪，又能清化痰热，肃肺宁咳。肺与大肠相表里，腑气通畅，有助于肺气肃降，方中重用全瓜蒌、冬瓜仁，既可清痰热，又可肃肺通便，以顿挫痰热郁遏、肺气壅闭之势，使腑气通、肺气降，咳嗽止。

五、名家经验

国医大师洪广祥治疗慢性咳嗽经验

咳嗽时间持续 8 周或以上，胸部影像学检查无明显异常者被称为慢性咳嗽。国医大师洪广祥教授治疗慢性咳嗽疾病的见解独到，创造性地提出"肺系、胃系及肝诸脏失调，气阳虚弱"是慢性咳嗽的核心病机，并在治疗中重视调理脏腑气机，采用益气温阳之法，临床疗效显著。

（一）肺系与慢性咳嗽

【病因病机】

洪教授认为肺系包括鼻、喉、肺和气道。慢性咳嗽与肺系的鼻、喉官窍不利关系密切。从经络上看，肺鼻、肺喉经络之间相互联系。《黄帝内经太素·脏腑气液》云："肺脉手太阴正别及络皆不至于鼻，而别之入于手阳明脉中，上夹鼻孔，故得肺气通于鼻也。"《黄帝内经太素·经脉正别》云："手太阴之别，入泉掖少阴之前，入走肺，散之大肠，上出缺盆，循喉咙，复合阳明，此为六合。"从生理病理上看，肺鼻、肺喉也息息相关。《灵枢悬解·五阅五使》："鼻者，肺之官也，故肺病者，喘息鼻张。"《素问·太阴阳明论》："天之清气，由鼻而入，通于喉，故喉主天气也。"可见，喉鼻二窍，皆以通利为顺，喉鼻通利，清气得入，浊气得出，则肺气宣肃有度，呼吸顺畅。若邪气侵扰鼻喉，鼻喉闭塞，则肺气宣肃失常，肺气上逆则咳嗽不止。

【治法治则】

肺鼻同治：洪教授认为鼻肺在形体上互为表里，功能上互相影响，鼻道通利，调适得益，则肺宣畅条达。洪教授认为慢性咳嗽由鼻后滴漏综合征引起的，常由鼻涉咽，临证常见：日间阵咳，夜间少咳，鼻塞咽痒，咽部异物感，频频清喉，声音嘶哑，舌质微红，苔薄微腻，脉细弦滑。洪教授自拟清咽利窍汤治疗：药用荆芥，薄荷，桔梗，木蝴蝶，牛蒡子，苏叶，桃仁，百部，射干，辛夷，苍耳子，生甘草。方中荆芥、苏叶清肺气、散寒气、宽中气，为调畅气机之要药；百部甘苦微温，润肺下气，化痰止咳；桔梗气轻味厚，升提肺气，清咽利膈，为诸药之舟楫。上四味以治肺为主，总司祛痰利肺之功。辛夷、苍耳子辛温轻浮，通鼻塞，利九窍，走气而入肺，为治鼻渊圣药，上二味以治鼻为主，总司清利鼻道之能。薄荷、木蝴蝶、牛蒡子、射干，利咽开音，疏风止痒，消肿止痛，上四味以治咽为主，总司咽部开合之利。因痰滞咽喉，痰瘀互结，常见咽部气血凝滞之候，故加桃仁活血散瘀。若咽干鼻燥，可酌加麦冬、玉竹养阴清热。全方紧扣肺系，通鼻利咽，功专力强，临床疗效甚佳。

（二）胃系与慢性咳嗽

【病因病机】

洪教授认为胃系包括食管、咽和胃腑。《黄帝素问直解》云："嗌，咽嗌也。嗌受水谷，下接胃口，而地气与之相通。"胃系的病变可引起咳嗽，《素问·咳论》云："五脏六腑，皆能为咳。五脏则关于肺，六腑则聚于胃。"从经络上看，手太阴肺经起于中焦胃脘部，环循胃口，足阳明胃经起于鼻翼旁，其支脉循喉咙，且肺气通于鼻，地气通于咽，"胃系"与"肺系"的经络互有络属，胃系的病变则可通过经络影响肺系而表现为咳嗽症状。从生理病理看，人体气机具有升降出入4种形式，肺系与胃系在气机调控上具有相同之处，肺气以肃降为常，胃气以和降为顺，故邪犯胃气，气机运转失枢，则胃气上逆，影响肺的肃降功能而生咳嗽。

【治法治则】

肺胃同调：洪教授认为胃居中州，为气机运转之枢，肺胃共具降气之能，由胃系所致咳嗽应肺胃同调，方可收事半功倍之效。慢性咳嗽由嗜酸粒细胞性支气管炎引起的，常由胃涉肺，临证常见：晨起轻咳，咳后少痰，咯痰则舒，口中黏腻，胃纳欠佳，大便黏，便后不爽，身热不扬，小便短黄，舌质红，苔黄腻，脉濡数。常选方麻黄连翘赤小豆汤加减治疗：药用生麻黄，南杏仁，桑白皮，赤小豆，连翘壳，苍术，土茯苓，晚蚕沙，厚朴，法半夏，茵陈，枳实。洪教授认为嗜酸性粒细胞疾病多与湿邪关系密切，常夹热邪而成湿热，湿热常犯中焦，困阻脾胃，导致胃失和降，传热于肺，湿热郁肺而成缠绵之势。麻黄连翘赤小豆汤原为治疗湿热黄疸而设，洪教授加用苍术、厚朴苦温燥湿以解中焦郁热，加用土茯苓、茵陈通利小便而分利湿热，加用晚蚕沙化浊下行而净除湿邪。全方肺胃同调，行气宣肺，化浊和胃，内清郁热，外散表邪，开创了治疗湿热咳嗽的新理念。

（三）肝与慢性咳嗽

【病因病机】

洪教授认为肝主疏泄，为调畅气机之要塞，肝失疏泄之能，则易乘土侮金，气机逆乱而变生咳嗽。从经络上看，足厥阴肝经起于大敦……夹胃两旁，沿喉后边，进入鼻咽部，其分支上注于肺。肝经气机变化可通过交通经脉影响肺胃二经。从生理病理看，肝肺总司人体气机升降，肝升于左，肺降于右，从而维护人体气机平衡。若肝气过旺，升发太过，则破坏气机升降平衡，引起肺气宣肃失调，肺气上逆而诱发咳嗽。土得木而达，肝五行属木，通于春气，其性条达，主升发之性，可助胃通降之能。《血证论》云："木之性主于疏泄，食气入胃，全赖肝木之气以疏泄之，而水谷乃化。"若肝气疏泄太过，则易横逆犯胃，胃降失司，清浊相干，气机郁闭，致使肺的宣肃失司而导致咳嗽。

【治法治则】

1. 清肝和胃

洪教授认为，肝胃不和则可犯肺，由肝胃不和所导致的慢性咳嗽，则需要清肝和胃，方可杜绝咳嗽之源。洪教授认为慢性咳嗽由胃食管反流性疾病引起的，常辨证为肝胃不和，临证常见：夜间重咳，或餐后咳嗽，嗳气反酸，咽干喑哑，嘈杂烧心，舌质红，苔黄腻，脉弦滑。常选方旋覆代赭汤合半夏泻心汤加减：药用旋覆花，代赭石，法半夏，生姜，炙甘草，西党参，川黄连，川楝子，大枣，枇杷叶，煅瓦楞。方中旋覆花、代赭石和降胃气，法半夏、生姜、枇杷叶降逆除呕，配伍煅瓦楞以制酸，上诸药以和胃为主，以复胃通降之能；川黄连、川楝子泻热清肝，以复肝木条达之性。加用党参、大枣、炙甘草补中益气，健脾和胃，全方使肝气平、胃气和、肺气清，而咳嗽自平。

2. 疏肝利肺

洪教授认为肝肺共主全身气机，在气机升降中相互协调，一升一降，使阴阳二气平衡协调。由肝气郁结，气郁化火，木火刑金所导致的咳嗽，则需疏肝利肺，方可斩断咳嗽之根。临证常见：咳嗽阵作，面红耳赤，口苦心烦，胸胁引痛，小便黄，舌质红，苔黄，脉弦数。常选用逍遥散合泻白散加减治疗：药用柴胡，当归，茯苓，白芍，白术，黄芩，桑白皮，地骨皮，粳米，甘草。逍遥散补肝体，助肝用，疏肝健脾以散郁结，泻白散清中有润，泻中寓补，清泻伏火以解郁热，酌加黄芩增强泻火之力，二方合用，则疏肝利肺，清肝火，泻肺火，以复肝肺气机升降之能，则咳嗽自愈。

（四）气阳虚弱与慢性咳嗽

【病因病机】

洪教授认为慢性咳嗽属于"内伤咳嗽"范畴，《素问·评热病论》云："邪之所凑，其气必虚。"慢性咳嗽罹患时间长，正虚邪恋，早期表现为气虚之象，肺脾气虚，寒邪入里，正虚邪实而成气阳耗伤之势，逐渐由肺脾肾诸脏气虚演变成气阳两虚之证，加之目前慢性咳嗽治疗中常规使用抗生素、激素、冰凉输液及寒凉清热中药，以致阳气冰伏，邪气郁遏，从而形成慢性咳嗽缠绵难愈，复杂多变的致病特点。

【治法治则】

益气温阳：洪教授认为慢性咳嗽因病程迁延，加之患者禀赋不足，常受外寒侵袭，其气必虚，气虚及阳，终至气阳两虚之候。在慢性咳嗽的后期阶段，常表现为肺气阳虚。临床常见：咳白黏痰，畏寒肢冷，反复感冒，遇寒加重，舌淡，苔白，脉细弱。常选用经验方益气护卫汤加味：药用生黄芪，防风，白术，桂枝，白芍，红枣，生姜，炙甘草，仙茅，淫羊藿。该方由玉屏风散、桂枝汤合二仙汤化裁而成，全方散风寒，和营卫，补气血，温肺阳，以祛邪外出、扶正固本。若阳虚重者，可用参附汤加锁阳、补骨脂以扶阳祛寒。若外寒表证重者，可先使用温肺煎（生麻黄，细辛，生姜或干姜，紫菀，款冬花，矮地茶，天浆壳）以温肺散寒，化痰止咳，待表寒已解，更为益气护卫汤巩固治疗。洪教授认为益气温阳法是慢性咳嗽后期治疗的核心，也是从根本上治愈慢性咳嗽的基本大法。

摘自：龚年金，兰智慧，朱伟，等．国医大师洪广祥辨治

慢性咳嗽经验探析 [J]. 中华中医药杂志，2019，34（06）：2492 – 2494.

（黄春燕整理）

第三章　哮　病

一、医案导入

张元兵主任中医师医案——外寒里饮证

患者殷某，男，21岁，2020年12月2日初诊。

主诉：发作性胸闷气喘17年，再发伴加重1天。

患者此次因受凉出现胸闷气喘，咽痒引咳，咳吐黄白痰，白痰偏多，质稀，量多，20余口/日，鼻塞流清涕，感前额稍痛，口干欲饮温水，无口苦，神疲乏力，平素怕风怕冷，易感冒，不易汗出，纳食较前减少，寐差，二便平。舌质红，苔白，脉浮滑。闻烟味、油漆味感胸闷不适。

查体：双肺呼吸音清，右肺可闻及少量哮鸣音。

二、启发思考题

1. 本病的中医诊断、分型是什么？
2. 请阐述本病的病因病机。
3. 试述哮病的诊断依据。
4. 试述哮病的辨证要点。
5. 哮病与喘证如何鉴别？
6. 哮病的治疗原则？
7. 请写出哮病的治法、方药（方名、药名、用量、用法）。

8. 试述哮病的预防与调护。

三、基本知识点

1. 定义

哮病为肺系疾病中的常见疾病，除新病初发外，多为病有"夙根"，常因宿痰伏肺，遇诱因引触，导致痰阻气道，痰气搏结，气道挛急，肺失宣肃，肺气出入不利所致的发作性痰鸣气喘疾患。西医学中的支气管哮喘、喘息性支气管炎，以及其他以哮喘为主要表现者均可参考本病论治。

2. 临床表现

（1）症状

典型症状为发作时哮鸣有声，呼吸困难，甚至张口抬肩，不能平卧，或唇甲青紫，常因气候突变、饮食不当、情志失调等因素诱发，症状可在数分钟内发生，并持续数小时至数天，常可自行缓解，夜间及凌晨发作或加重是哮喘的重要临床特征。还有以咳嗽为唯一症状的不典型哮喘，和以胸闷为唯一症状的不典型哮喘。

（2）体征

发作时典型的体征是双肺可闻及广泛的哮鸣音，呼气音延长。但非常严重的哮喘发作，哮鸣音反而减弱，甚至完全消失，表现为"沉默肺"，是病情危重的表现。非发作期体检可无异常发现，故未闻及哮鸣音，不能排除哮喘。

3. 病因病机

（1）病因

哮病的病因在于痰饮内伏，复因外感、饮食、情志、劳倦等诱因引触，以致痰阻气道，气道痉挛，肺失宣降，肺气上逆所致。

痰饮内伏：哮病之因在于肺不能输布津液，脾不能转输精微物质，肾不能蒸化水液，以致津液凝聚成痰，伏藏于肺，成为哮病发病的夙根。

外邪侵袭：外感风寒或风热之邪，因失治误治导致邪气留于体内，上犯于肺则肺气壅滞，气机输布失调，气不布津，聚津成痰，成为哮病之因。其他如花粉、异味也可影响肺的宣发致痰浊内生。

饮食不当：进食生冷或肥甘厚腻耗伤脾阳脾气，以致脾主运化功能减弱，饮食不化，水湿不运，痰浊内生，上干于肺，遏制肺气，使哮病发生。

情志不当：情志抑郁，肝气郁结，木旺乘土可致脾失健运，蕴湿成浊，以致肺失宣降。正如吴云峰《证治心得》说："有忧惊气郁，肺胀而喘者，必闷闷惕惕，引息鼻胀。"

体虚病后：脏气虚弱，禀赋薄弱，易受邪侵，如婴幼儿哮病者多因于此，其脏气虚弱多以肾虚为主。此外，病后体弱，伤于肺脾肾，致痰饮留伏，成为夙根。

（2）病机

哮喘发病多由于哮有"夙根"，一般认为，主要在痰，但与水饮、瘀血、气滞、火郁以及本虚等密切相关，因此在哮病的发作过程中，痰、瘀、虚是最主要的，每因外邪、饮食、情志等因素而诱发本病。发病前通常有喷嚏、鼻塞等先兆，也有骤然起病而无先兆者。

病位在肺，涉及脾肾。肺主气，司呼吸，上通气道、咽喉而开窍于鼻。易受外邪侵犯，又因"肺为贮痰之器"，若肺有宿痰，为诱因所触发，导致痰气交阻，壅塞气道，肺失宣肃，肺气上逆，发为哮病，肺与脾肾关系密切，脾为生痰之源，痰伏于肺，便可成为发病的夙根。而肺为气之主，肾为气之根，若哮病日久，肺虚及肾，肺虚不能主气，肾虚不能助肺纳气，则加重发作。

病性有虚实、寒热的不同。发作期以邪实为主，因痰邪阻肺，痰阻气闭所致。邪气盛则实，故呼出尤为困难，而自觉呼出为快，由于病因不同，可有寒痰冷哮、热痰热哮等不同。缓解期以正虚为主，哮病久发，气阴两伤，肺脾肾俱衰，故以正虚为主。大发作期正虚与邪实并见，肺肾同病，病及于心，甚则脱闭。

病机转化：若因于寒或素体阳虚，痰从寒化，则发为冷哮；病因于热，或素体阳盛，痰从热化，则发为热哮；若痰热内郁，风寒外袭，则发为寒包火证。寒热之间可相互转化，寒痰可以化热；热证久延或治不得法可病从寒化。哮证反复发作，常伤脾肾之阳，热痰耗灼肺肾之阴，常互为因果，如肺虚不能主气，气不布津，则痰浊内蕴，肃降无权，并因卫外不固而易招致外邪侵袭。脾虚失运，积蕴生痰，上贮于肺，影响到肺气升降。肾虚摄纳失常，阳虚水泛为痰，或阴虚虚火灼津为痰，上干于肺。由于肺、脾、肾三脏相互影响，可致合病或并病，表现为肺脾气虚、脾肾阳虚、肺肾阴虚，更致病情反复发作，迁延不愈。

4. 辨证要点

辨虚实：本病属邪实正虚，发作期以邪实为主，缓解期以正虚为主，实证多为新病，喘哮气粗声高，呼吸深长，呼出为快，脉象有力，体质不虚。虚证多为久病，喘气怯声低，呼吸短促难续，吸气不利，脉沉细或细数，体质虚弱。

辨寒热：实证需辨寒痰、热痰以及有无表证的不同。寒痰多伴胸膈满闷，咯痰稀白，面色晦滞，或有恶寒、发热、身痛等表证，苔白滑，脉浮紧。热痰常伴有胸膈烦闷，呛咳阵作，痰黄黏稠，面红，或伴发热、心烦、口渴，舌质红，苔黄腻，脉滑数。

辨脏腑：虚证有肺虚、脾虚、肾虚之异。肺气虚者，症见自汗畏风，少气乏力；脾气虚者，症见食少便溏，痰多；肾气虚者，症见腰酸耳鸣，动则喘气。此外，还应审其阴阳气血之偏虚，详加辨别，分清主次。

5. 治法治则

治疗原则：发作期以豁痰利气祛邪为主，寒痰当温化，热痰当清化，表邪明显者兼以解表，缓解期以扶正固本为主，正虚邪实者，当标本兼顾。

四、医案赏析

1. 张元兵主任中医师医案——外寒里饮证

患者基本信息、就诊日期、发病情况及四诊信息详见上文"医案导入"。

诊疗经过：

证属外寒内饮，郁而化热。治当温散寒饮，清泄肺热。方用小青龙汤加石膏：

麻黄 6g，桂枝 10g，干姜 8g，细辛 3g，白芍 10g，姜半夏 15g，醋五味子 10g，蜜甘草 6g，石膏 45g。7 剂，每日 1 剂，颗粒剂，开水冲泡，每次 1 包，1 天 2 次。

二诊：服药 7 剂后患者感胸闷气喘缓解，无咳嗽咳痰，无鼻塞流涕，无口苦口干，无恶心呕吐，纳可，寐一般，二便平。双肺呼吸音清，双肺未闻及干湿性啰音。

患者现哮喘缓解，因平素易感冒，免疫力差，应温补气阳，治以益气温阳，予温阳护卫汤（国医大师洪广祥经验方）。

黄芪 20g，白术 10g，防风 15g，炒山药 10g，桂枝 10g，白芍 10g，蜜甘草 6g，生姜 5g，大枣 5g，炒紫苏子 10g，淫羊藿 10g，姜半夏 15g，路路通 15g。15 剂，每日 1 剂，颗粒剂，开水冲泡，每次 1 包，1 天 2 次。

随访患者哮喘未发作。

【按】 本案为典型的宿痰阻肺。外感风寒之邪，导致痰阻气道，肺失肃降，肺气上逆，见胸闷气喘、咳嗽；风寒之邪侵犯鼻窍，气道不利，则鼻塞流涕；郁久化热，则有黄痰，舌质红。方用小青龙汤加石膏温肺化饮兼清热，麻黄、桂枝解表宣肺平喘，桂枝化气行水以消饮，细辛、干姜温肺化饮，半夏燥湿化痰，五味子敛肺止咳，芍药和营养血，二者与宣肺之品合用，以利肺气开合，增强止咳平喘之功，加用大剂量石膏以清肺热，服用后症状控制。后期以温补阳气，调和营卫，振奋真元为主，黄芪、白术、防风、山药肺脾同补，生肺脾之气，淫羊藿补肾益精，路路通祛风通络，具有很好的降低气道炎症的作用，长期服用可预防和减少哮喘的发作。

2. 张元兵主任中医师医案——太阳病夹痰饮证

罗某，女，54 岁，2020 年 11 月 16 日初诊。

主诉：反复胸闷气喘 10 余年，加重 2 周。

患者自述 10 年前无明显诱因下发觉胸闷气喘，喉中痰鸣，咳吐白色黏痰，痰多，无咳嗽，闻及刺激性气味后感胸闷加重，当时遂前往当地医院就诊，诊断为"支气管哮喘"。后长期自行予舒利迭治疗，长期有胸闷气喘，每日咳痰 1～3 口。2 周前患者因淋雨后出现胸闷气喘加重，咳嗽，鼻塞，现患者胸闷气喘，稍活动则觉气喘，呼吸劳累，咳吐白稠痰，每日 10 余口，喉间未闻及痰鸣音，休息时症状缓解，稍头痛，无头晕，口干无口苦，喜温饮，鼻塞鼻痒，打喷嚏、流清涕，闻及刺激性气味明显，神疲乏力，动则汗出，平素怕冷，易感冒，纳食可，睡眠差，二便平。舌淡，苔白腻，脉浮细。

既往史：高血压病史 2 年，规律服用拜新同，血压控制可。

肺部听诊：双肺呼吸音弱，可闻及哮鸣音。

辅助检查：血常规示白细胞 $5.36 \times 10^9 /L$，中性粒细胞百分比 47.8%；C 反应蛋白 6.0mg/L。

处方：桂枝加厚朴杏子汤加减。

桂枝 10g，白芍 10g，大枣 5 枚，生姜皮 5g，炙甘草 6g，龙骨 20g，生牡蛎 20g，厚朴 10g，苦杏仁 10g，苏子 10g，姜半夏 20g，白术 10g，茯苓 15g。10 剂，水煎服，日 1 剂，每剂水煎 2 次分服。

二诊（2019 年 11 月 25 日）：服药后，患者自觉精神明显好转，疲倦感减轻，胸闷气喘明显缓解，走路无气喘。现症：稍胸闷气喘，偶咳出白色黏稠痰，无口干口苦，纳寐尚可，二便平，舌淡，苔白腻，脉细。

肺部听诊：双肺呼吸音稍弱，闻及少许哮鸣音。

嘱患者原方继服。5 剂，水煎服，日 1 剂，每剂水煎 2 次分服。

三诊（2019 年 11 月 30 日）：患者无胸闷气喘，夜间喉中无痰鸣，无咳嗽，偶有白痰，纳寐尚可，二便平，舌淡，苔白稍腻，脉细。

肺部听诊：双肺呼吸音稍弱，未闻及干湿啰音。辨证：患者现症状基本消失，考虑患者体质较弱，免疫力低下，予咳喘固本汤补肺纳肾，益气固表。

处方：咳喘固本汤加减。

黄芪 25g，白术 10g，防风 15g，炒山药 15g，胡颓子根 15g，鬼箭羽 15g，牡荆子 15g，姜半夏 15g。15 剂，水煎服，日 1 剂，每剂水煎 2 次分服。

【按】鼻塞、流清涕、咳嗽、怕冷，可知存在太阳表证，又有动则汗出，辨方证为中风桂枝汤证，咳喘、痰白黏、喉间痰鸣，苔白腻，为痰饮甚，患者素有咳喘，宜加厚朴、杏仁。《伤寒论》："太阳病，下之微喘者，表未解故也，桂枝加厚朴杏子汤主之。"方中桂枝解肌祛表，白芍敛阴止汗，二者合用，具有调和营卫，益气固表之力；厚朴、杏仁降气平喘，化痰止咳，白术、茯苓健脾化痰，姜半夏散温通，化痰散结，生姜、大枣补脾益气；寐差予龙骨、牡蛎安神。服药后患者宿痰排出，且表证尽除，考虑患者患病日久，正气较虚，营卫之气不强，故予咳喘固本汤，其中玉屏风散益气固卫，增强体质，余药止咳化痰。

3. 国医大师洪广祥医案——痰浊阻肺证

沈某，女，13岁，1976年4月20日初诊。

患者缘于1975年2月因受凉引起咳嗽气憋，咳痰不畅，当时两肺可闻及少许湿啰音，白细胞计数 12.8×10^9/L，某医院诊断为急性支气管炎，并反复应用抗生素及镇咳祛痰药，症状未能控制，且逐渐加重，同年5月出现以哮喘症状为主，整天持续发作，尤以夜间为甚。

现症见：呼吸喘促，喉间痰鸣如水鸡声，自觉胸憋闷，大便不畅，饮食较差，口唇轻度发绀，舌质黯红，苔黄白相兼而腻，脉细涩。听诊：两肺布满哮鸣音。服异丙嗪、氨茶碱等抗过敏及解痉平喘药，哮喘可临时缓解，但服药期间仍反复发作。

辨证：本例为痰浊阻肺，气痰交阻，肺气宣降不利，上逆作咳。

治法：降气下痰，泻肺平喘。

处方：蠲哮汤加减。

牵牛子6g，青皮9g，陈皮9g，槟榔9g，生大黄9g，紫金牛 15g，瓜子金 15g。7 剂，水煎服，日 1 剂，每剂水煎 2 次分服。

二诊：服药后咯出大量泡沫痰，哮喘症状基本缓解，两肺听诊哮鸣音消失，予扶正固本方药调理数月，哮喘未见发作，虽感冒多次，亦未引发哮喘，饮食明显增加，自觉无特殊不适，嘱患者继续预防感冒，加强锻炼，以固疗效。

【按】本案痰阻气壅，肺失宣降，气机逆乱之肺实证突出，痰浊为主要矛盾，痰浊内生，上逆至肺，肺气壅塞，失于宣降，故见呼吸喘促，气憋；肺主一身之气，肺与大肠相表里，肺气壅滞，气运无力，传导失司，血行瘀滞，则大便不畅，口唇发绀，舌质黯红，脉细涩。根据"治痰治瘀以治气为先"的观点，采取调畅气机的方法，以达涤痰除壅、利气平喘的目的。牵牛子、青皮、陈皮、槟榔、大黄为伍，泻肺气，调肝气，运脾气，通腑气；紫金牛、瓜子金具有较强的祛痰平喘之效，其中紫金牛性平，味辛微苦，有化痰止咳、利湿活血之功，诸药相配，具有降气下痰、泻肺平喘之功。服药后患者痰浊之邪尽祛，考虑患者年龄较小，自身正气不足，易受外邪侵袭，引发哮喘，故予补益正气、增强体质之固本方药调理体质。

4. 国医大师洪广祥医案——湿热阻滞证

段某，女，45 岁，2009 年 12 月 29 日初诊。

主诉：反复咳嗽、喘息 4 年，再作 1 月。

现病史：患者反复咳嗽、喘息 4 年，外院诊断为支气管哮喘，闻及刺激性气味易咳易喘，冬春季节易作，有过敏性鼻炎病史。近 1 月咳喘发作。现症见：咳嗽，夜间明显，咽痒即咳，咯白黏痰，10 口/日，鼻塞流稠涕，咳剧则喘促，活动后气促，口稍干，纳差，大便平，舌质黯红，苔白腻微黄厚，唇绀，脉细弱。

查体：双肺呼吸音减弱，未闻及干湿性啰音。

辨证：湿热瘀阻肺窍，气道不利。

处方：麻杏石甘汤合麻黄连翘赤小豆汤加减。

生麻黄 10g，苦杏仁 10g，生石膏 30g，生甘草 6g，连翘15g，赤小豆 15g，桑白皮 10g，细辛 3g，辛夷 10g，苍耳子10g，白芷 10g，皂角刺 10g，鹅不食草 15g，浙贝母 10g，葶苈子 15g，青皮 15g，牡荆子 15g，生黄芪 30g。7 剂，水煎服，日 1 剂，每剂水煎 2 次分服。

7 剂后患者咳嗽基本消失，无胸闷气喘，症状基本消失。

【按】本案湿热阻滞，肺失清肃，肺气上逆，则见咳嗽气喘，咽痒即咳，热迫津液成痰成胶，故咳白黏痰；郁热灼津，则见口干，舌质黯红，苔白腻微黄厚，均为湿热之象，选用清化湿热、化胶痰的中药，石膏、连翘清肺热，杏仁、桑白皮、葶苈子泻肺平喘，加用去胶痰之皂角刺、浙贝母，白芷、苍耳子、辛夷为通鼻窍之要药，赤小豆活血化瘀，软化胶痰，抓住湿热郁肺、肺气失宣的病机，故疗效甚著。

5. 国医大师洪广祥医案——肺气阳虚证

张金玲，女，59 岁，2009 年 12 月 8 日初诊。

患者支气管哮喘病史 10 余年，近 4 年吸入舒利迭治疗，哮喘无严重发作。现症：时有胸闷，不咳无痰，晨起鼻塞、喷嚏，口干但不欲饮，纳食可，大便平，平时易感冒，怯寒，舌质偏红黯，前 1/3 苔少，苔白腻，脉细缓。有过敏性鼻炎史。

查体：双肺无干湿性啰音。

辅助检查：外院肺功能（2009 年 11 月 11 日）示 FVC 70.6%，FEV1 44.2%。

辨证：肺气阳虚弱，卫外不固。

处方：益气护卫汤合丹赤紫汤、苏枳汤加减。

生黄芪 30g，防风 15g，白术 10g，桂枝 10g，白芍 10g，

炙甘草 10g，红枣 6 枚，生姜 3 片，仙茅 10g，淫羊藿 15g，枳实 15g，苏叶 15g，丹皮 10g，赤芍 10g，紫草 10g。7 剂，水煎服，日 1 剂，每剂水煎 2 次分服。

二诊（2009 年 12 月 15 日）：诉鼻塞、喷嚏消除，时有胸闷，但无喘息喉鸣，口稍干，纳可，大便平，唇红，舌质红，边有齿印，苔白腻，脉细。

过敏原测定：总 IgE（＋＋），尘螨、粉螨、羊肉（＋）。

处方：益气护卫汤合麻黄连翘赤小豆汤、苏枳汤加减。

生黄芪 30g，防风 10g，白术 10g，桂枝 10g，白芍 10g，炙甘草 10g，大枣 6 枚，生姜 3 片，仙茅 10g，淫羊藿 15g，枳实 15g，苏叶 15g，薤白 10g，青皮 15g，生麻黄 10g，连翘 15g，赤小豆 15g，杏仁 10g，桑白皮 10g。7 剂，水煎服，日 1 剂，每剂水煎 2 次分服。

三诊（2010 年 1 月 5 日）：患者现病情稳定，气短不足以息，胸闷不适，喷嚏消失，睡眠时好时坏，纳可，二便平，口唇红，舌质红，边有齿印，苔白腻，脉沉细。

处方：补中益气汤合温阳护卫汤、丹赤紫汤、苏枳汤加减。

青皮 15g，生黄芪 30g，防风 10g，白术 10g，桂枝 10g，白芍 10g，炙甘草 6g，大枣 6 枚，生姜 3 片，补骨脂 15g，胡芦巴 10g，枳实 15g，苏叶 15g，丹皮 10g，赤芍 15g，紫草 10g，薤白 10g。7 剂，水煎服，日 1 剂，每剂水煎 2 次分服。

【按】本案为中老年患者，现哮病虽控制尚可，无急性发作，但毕竟病史长，久病则气阳虚弱，肺气不足，主呼吸之功减弱，故时有胸闷，易感冒；清晨气温较低，易伤肺气，患者常晨起流清涕，随着温度的上升，自身阳气渐长，流涕鼻塞减轻，子病及母，脾气亏虚，运化失司，水饮内停，则见舌质红，边有齿印，苔白腻，选用益气温阳、肺脾双补之药，其中黄芪、防风、白术益气护卫，有增强肺卫御邪之能，桂枝、白芍、生姜、大枣、炙甘草调和营卫，又因肾主纳气，为生气之本，肺脾之气来源于肺，故用仙茅、淫羊藿益肾气、壮元气，久病则瘀，行气化瘀应贯穿于整个疗程，应用枳实、赤芍、丹皮、紫草行气活血化瘀；哮喘患者合并过敏性鼻炎的较多，紫草、枳实具有祛风、抗过敏的作用，整个治疗过程都体现了哮喘缓解期主要是肺、脾、肾三脏皆虚，卫阳不固，应以温补为主的特点，同时改善鼻腔敏感状态，减少过敏情况，提高患者生活质量。

五、名家经验

国医大师洪广祥治疗哮病经验

国医大师洪广祥教授认为，气阳虚弱是哮喘发作的重要内因，气阳虚弱包括肺的气阳虚和卫的气阳虚，气阳虚弱，卫气不足，呼吸道防御机能和免疫调节能力下降，当气温下降容易诱发哮喘，正如《内经》所云："正气存内，邪不可干""邪之所凑，其气必虚"。随着病情的反复发作，可累及脾阳和肾阳。

痰瘀伏肺是哮喘发作的夙根，宿痰伏肺，气机郁滞，不仅会导致凝津成痰，同时气郁痰滞影响血行，出现痰瘀不解的复杂情况，痰夹瘀血，结成窠臼，潜伏于肺，遂成哮病的"夙根"。如气候突变，饮食不当，情志失调及劳累等多种诱因，均可导致肺气宣降失常，而引起哮病发作。

外感六淫是哮喘发作的主要诱因，六淫之中，风寒最常见，因肺主皮毛，肺与外界相通，风寒之邪首先侵犯皮毛，再传入肺，同时由于哮病患者体质虚弱，气阳虚弱，卫外之气不固，所以风寒侵犯时，头痛、鼻塞等外感表证反不常见，而是风寒直犯于肺，出现咳嗽咳白痰、背冷怯寒、四肢不温、易自汗、易感冒等一派气阳虚弱的表现，三者之间常相互伴随存在，有时属主要矛盾，有时为从属地位。从标本角度来看，外感六淫之邪为标，痰瘀伏肺和气阳虚弱为本，哮喘的发病是内因和外因相互作用的结果。治疗时应当灵活辨证，方能取效。

哮病治疗观："痰瘀气阻"是气道变应性炎症和气道高反应性的病理基础，气阳虚弱和外感风寒又是激发哮喘的重要内因和外因，因此"涤痰祛瘀""温阳护卫"和"疏散外邪"是洪教授治疗哮喘的基本方法。临床经验提示，它有利于消除气道炎症和气道高反应性。这对预防哮喘发作，减少哮喘发作次数，减轻发作程度和消除哮喘症状，都有较好的效果。

（一）涤痰祛瘀法

痰瘀为哮喘发作的夙根，因此涤痰祛瘀为哮喘的重要治法之一。

1. "治气为先"

因为痰瘀的形成与肺气壅塞密切相关。气壅则津凝，成痰成饮。气不畅则血行涩滞而成瘀。由此可见，气壅为产生痰瘀的基础。根据"气顺痰易消""气行血自活"的经验，洪教授提出了"治痰治瘀要以治气为先"的观点。洪教授常以具"苦降"作用的药物为重点，正如《内经》所云："肺苦气上逆，急食苦以泻之。"经验用药有葶苈子、青皮、陈皮、槟榔等。蠲哮汤为其代表方药，全方以疏利气机为目标，以消痰散瘀为目的。该方由葶苈子、青皮、陈皮、槟榔、大黄、生姜各10g，牡荆子、鬼箭羽各15g组成。如他症明显，可根据辨证酌情加药。

2. 以温通为主

因为痰瘀均为阴邪，"非温不化"。根据"病痰饮者当以温药和之"和"血得温则行，得寒则凝"的观点，洪教授常选用的祛痰药有皂荚、白芥子、干姜、法半夏等，常选用的行瘀药有川芎、红花、桃仁、桂枝等。

3. 要重视软坚涤痰

哮喘反复发作，尤其是长期使用激素和哮喘持续发作不解的患者，极易出现气津损伤，痰液更加黏稠难出，日久而成"痰栓"，顽痰胶固，加剧气道瘀塞，致使哮喘更难缓解，因此"软坚涤痰"常成为顽固性哮喘的重要治法，临床有很好的效果。洪教授常选用礞石、海蛤壳、海浮石、白芥子等。痰瘀郁久极易化热，临床可兼见苔黄、舌红（黯），痰黄稠，或大便结等热化证候，此时既要重视清泄郁热，但用药又不宜过于苦寒，选用黄芩和大黄，或配合辛寒泄热的生石膏，这样既有利于涤除痰瘀，又兼顾了清泄郁热，可达标本同治的目的。

（二）温阳护卫法

气阳虚弱，卫气不固，抗邪和调节能力低下，是哮喘患者反复发作的重要内因。故温阳护卫法是预防和减少哮喘发作的重要治法。因此，提高卫气的防卫和调节能力，对哮喘患者有重要的调控作用。根据"卫气根源于下焦，滋养于中焦，开发于上焦"理论，并基于上述观点，洪教授创制了益气护卫汤，该方由玉屏风散合桂枝汤方加减组成。药用生黄芪、防风、白术、仙茅、淫羊藿、桂枝、白芍、生姜、大枣、炙甘草。如阳虚偏重者，仙茅、淫羊藿易补骨脂、胡芦巴为温阳护卫汤。

哮喘患者多为过敏体质，在接触过敏物质后，患者经常表现鼻痒、眼痒、咽痒、唇红、舌红、皮肤湿疹或风疹，哮喘发作。笔者认为此患者气阳虚弱为本，血分郁热、热极生风为标象，因此常在温阳益气护卫汤的基础上选用凉血祛风止痒之品，可达标本兼治效果。凉血药惯用牡丹皮、赤芍、紫草，祛风止痒药惯用枳实、苏叶、双钩藤、白蒺藜、千里光、乌梅、蝉衣、地肤子、白鲜皮等药。

（三）疏散外邪法

所谓疏散外邪，是指疏风解表、解表散寒和温肺散寒等治法。这是根据哮喘发作常以外感六淫之邪尤其是风寒为主要诱因而设立的。疏风解表，主要用于以感受风邪为主要特征的症状，如鼻痒、咽痒、眼痒、喷嚏多、脉浮等，常用药有荆芥、薄荷、苏叶、蝉衣、白鲜皮、地肤子等。解表散寒，主要用于以外感表证为主要特征的症状，如恶寒发热、鼻塞流清涕、头痛身痛、无汗、脉紧等，常用药有麻黄、桂枝、葛根、辛夷、苍耳子等。温肺散寒，主要用于寒邪"直中手太阴肺"，但表证并不突出，而是以肺寒症状为中心，如哮喘发作，咳嗽加重，声音重浊，痰白清稀，舌苔白，脉浮弦滑等，常用药有麻黄、干姜、细辛、法半夏等。小青龙汤可作为温肺散寒的基本方。

全程温法治疗哮病的经验

洪教授在防治哮病过程中，强调"全程温法治疗哮病"的经验，并作为一条重要的指导原则，贯穿中医药防治哮喘的全过程。

依据一，哮喘发作时，通常以 0 时至晨 6 时之间最为严重。

依据二，哮喘患者多有背冷怯寒，鼻头清冷，四肢不温，易自汗和易感冒，晨起流清涕等一派程度不同的气阳虚弱证候表现。气温突然下降，气道受冷空气袭击而诱发哮喘。

依据三，"痰瘀伏肺"为哮病反复发作夙根，而痰瘀均为阴邪，"非温不化"。根据"病痰饮者，当以温药和之"和"血得温则行，得寒则凝"的观点，应运用辛温药化痰行瘀。

依据四，外感风寒常为引发哮喘的重要诱因。

依据五，从国内外应用中药防治哮喘的实践来看，小青龙汤在支气管哮喘治疗中的运用与研究已引起广泛关注。说明确立全程温法治疗哮喘的提法符合临床用药实际，有着普遍的实用价值。

依据六，从各地预防哮喘季节性发作的用药经验来看，大多均选用附子、淫羊藿、仙茅、补骨脂、熟地黄、菟丝子、黄芪、党参、白术等温阳补益药。经验证明，用药时间越长，疗效越显著，越巩固。

从上述所列六个方面，可以清楚地看到，气阳虚弱为哮喘发作的重要内因。因此确立温法为中医药治疗哮喘的全程治法，它将与西医全程"抗炎"治疗形成两大优势，如果两者能有机结合，将有利于进一步提高哮喘的防治水平。

根据其病因病机提出"涤痰行瘀""温阳护卫""疏散外邪"为治疗哮喘的基本治法，并强调"全程温法治疗哮病"这一原则，提出"治肺不远温"和"用药不避温"的学术观点，因哮喘患者普遍存在气阳虚弱、痰瘀伏肺、遇风寒而诱发的病理特点，故哮喘患者在运用益气温阳药时，很少出现化热、化燥的反应，所以即使是热哮，也常在温的基础上添加清的药味。

典型证型

（1）外寒里饮型

临床表现：哮喘发作，恶寒发热，头身疼痛，无汗，喘咳，声音重浊，痰白清稀量多，胸痞，或干呕，或痰饮喘咳，不得平卧，或身体疼重，头面四肢浮肿，舌苔白，脉浮弦滑。

治法：温肺散寒。

方剂：小青龙汤加减。

（2）痰瘀伏肺型

临床表现：哮喘反复发作，痰鸣辘辘，或喘咳胸满，痰黏稠难咳出，量多，痰白或黄，口干，甚者可有颜面、口唇黯紫，或大便不畅，舌质黯红，苔白腻，脉弦滑。

治法：泻肺除壅，涤痰祛瘀，利气平喘。

方剂：蠲哮汤。

（3）气阳虚弱型

临床表现：气短声低，恶风，自汗，怯寒，肢冷，鼻塞，流涕，喷嚏，易感冒，倦怠无力，纳少便溏，腰酸腿软，动则气促等。

治法：益气温阳。

方剂：温阳益气护卫汤。

用药：生黄芪、防风、白术、仙茅、淫羊藿、桂枝、白芍、生姜、大枣、炙甘草。

摘自：洪广祥. 中国现代百名中医临床家丛书［M］. 北京：中国中医药出版社，2007.

国医大师晁恩祥治疗咳嗽变异性哮喘经验

咳嗽变异性哮喘（CVA）又称隐匿型哮喘或咳嗽型哮喘，是一种以咳嗽为主要临床表现的特殊类型的哮喘，在中医传统著述中未见完全对应之病名；但晁恩祥在临床中，观察到有一类咳嗽异于风寒、风热或风燥，仅见咳嗽，病性平和，具有风证特点，并从风论治，收得良效。

本病的特点，以咳嗽良久阵作，咽痒即咳，突发突止，连续咳嗽，剧则气促，无痰或痰少，咽中不适，苔薄白，脉弦浮为主，与风证似，故命名"风咳"。追根溯源，《礼记》载有"季夏行春令……国多风咳"，后世，明·秦景明《症因脉治》中亦有"伤风咳嗽，即咳嗽的一种，又称风嗽"。

晁恩祥认为"风咳"乃以咳嗽为主，多无痰或少痰，病程较长。干咳可突然发作，出现阵咳、顿咳，甚至呛咳。抑或难以抑制的刺激性、挛急性咳嗽，或伴鼻塞、流涕、鼻痒或咽痒。痒即引发咳嗽不止；并因过敏因素，如冷风、油烟、异味、污浊空气等诱发，存在气道高反应性。结合现代医学，将"风咳"与咳嗽变异性哮喘、感染后咳嗽和变应性咳嗽等病名相链接。

他认为，阵咳、咽痒、气急是本病主症，具有阵发、痉挛之特征，常猝然发作，骤然而止，体现了"风邪之为病，善行而数变"和"风盛则挛急"的特点。"风邪犯肺，肺气失宣，气道挛急"是本病核心病机，当从风论治，并制定了"疏风宣肺，缓急止咳"的治法。

《素问·太阴阳明论》曰："伤于风者，上先受之。"本病常有外感史，外感诸症缓解，唯咳嗽难愈，风邪犯肺也。本病有凌晨及夜间加剧的特点，正如《素问·风论》所说："肺风之状，多汗恶风……时咳短气，昼日则瘥，暮则甚。"

痒是本病的特点，咽痒即咳，难以抑制，体现了"风邪为患可致瘙痒"的特点。本病常因过敏因素而诱发，多兼患过敏性鼻炎、湿疹等，或过敏体质，且症状轻重程度常与咳嗽发作程度及轻重共进退，中医多从风论治此类变态反应性疾病，亦佐证本病发作与风邪相关。

抓主辨兼论治

本病发作时，阵咳、气急、咽痒，需"疏风宣肺，缓急止咳"。"风为百病之长"，《临证指南医案》中就有"若因风者，辛平主治，若因寒者，辛温散之"。

《症因脉治》在言及风邪伤肺时提出"治宜疏风宣肺止咳"，但也常见夹寒热燥邪，而病患体质亦有差别，需据兼证表现，治随证出。

如风邪兼热象者，咽中痒且少许黏痰不易咯出，或咯少量黄痰，酌加少许清化之药；兼有寒象者，少痰遇冷风咳剧，咽痒，可加适量辛温之品；兼燥者，咽干少痰，或肠燥便干，则宜适加养阴生津之品。

因该病稍有刺激即咳剧痒烈难止，故"急则治标"，缓急收敛能获奇效；反复咳嗽，久病入络，尚需活血，"金水相生"，咳久及肾，"缓则治本"，调补肺肾，预防发作。

首先，晁恩祥遵先贤吴鞠通"治上焦如羽，非轻不举"，用药强调轻灵宣动，力求因势利导，调肺气、祛外邪，使肺之宣发、肃降功能恢复，病则自愈。并临床提炼总结苏黄止咳方如下：炙麻黄、杏仁、紫菀、苏子、苏叶、牛蒡子、炙枇杷叶、前胡、地龙、蝉蜕、白芍和五味子。在此基础上，又指导研发了"苏黄止咳胶囊"。

方中麻黄、地龙皆为治咳喘圣药，一温一寒，一宣一降，相得益彰；蝉蜕体轻性浮，入肺肝经，与前药配伍，加强疏散内风之力；地龙、蝉蜕虫药合用，增强解痉之效；苏子降气，苏叶散风，二药合用，降中有散；牛蒡子疏风止咳，利咽止痒；"肺欲收，急食酸以收之"，五味子、白芍，酸甘化阴，润肺止咳，能舒缓气道之高反应状态。

方以酸敛之药与辛散之品相互配伍，既无敛邪之弊，亦可制约辛温燥烈之性，一散一敛，相反相成；杏仁、紫菀、前胡、杷叶四药，升降同施，寒温并用，遵肺脏生理本性，顺其功而悦其性；全方共奏"疏风宣肺，缓急止咳"之功效。

同时，晁恩祥还强调"顺其性而治"，咳嗽本为机体祛邪外达之反应，不可一味止咳，宜顺性助之，本病风邪犯肺、肺失宣降而咳，故疏风宣肺，助其不足，贯穿"以风论治"始终；机体祛邪外达，相争太过，气道挛急，稍加酸敛，抑其有余。

其次，风易兼寒，寒则闭肺，治以辛温，故或见热象，亦不可太过清肺，以防寒凉遏肺。

再者，本病干咳，非津伤肺燥，乃因肺失宣发，不可妄投滋腻。然风为阳邪，日久伤阴，可酌加养阴生津之品。亦有病患痰嗽，切勿专注于痰，因痰为标，而本在风，肺失宣降，动嗽成痰，可加辛散，宣散风寒，肺复宣降，痰自除也。

摘自：晁恩祥. 中国现代百名中医临床家丛书［M］. 北京：中国中医药出版社，2007.

（石墙艳整理）

第四章 喘 证

一、医案导入

国医大师洪广祥医案——痰瘀阻肺之喘证

王某，男，66 岁，1993 年 11 月 26 日初诊。

患者在 5 年前经某医院诊断为慢性支气管炎、阻塞性肺气肿。常反复发作，受寒或冬季发作频繁，病情日渐加重。近年来有心悸症状，严重时伴下肢浮肿，三个月前因病情反复发作而入某西医院住院诊治，住院月余症状改善，出院诊断为慢性阻塞性肺疾病、肺源性心脏病。出院半个月病情又见反复，遂来门诊要求中医治疗。

现症见：喘息憋闷，动则气喘加重，夜难平卧，咳嗽甚，咯痰黄稠，不易咯出，喉间痰鸣，口干便结，脘腹作胀，矢气或便后则舒，伴心悸心慌，躁烦汗出，口唇红黯，舌质黯夹紫，舌苔黄厚腻，前 1/3 苔少，脉虚弦滑数，右关弦滑甚。由于病情较重，嘱其再次住院治疗。因患者多次住院治疗效果欠佳，又加上经济困难，故拒绝入院，要求门诊中医治疗。

二、启发思考题

1. 本病的中医诊断、分型是什么？
2. 请阐述本病的病因病机。

3. 试述喘证的诊断要点。

4. 实喘与虚喘如何鉴别？

5. 喘证的治疗原则？

6. 请写出治法、方药（方名、药名、用量、用法）。

7. 试述喘证中"痰饮"与"瘀血"的病机相关性。

三、基本知识点

喘证是临床较为多见的病证之一，常由多种疾患引起。本病既是一种独立的证候，又是肺系诸多疾病的一个症状。西医学的肺炎、喘息型支气管炎、慢性阻塞性肺疾病、肺结核、成人呼吸窘迫综合征以及心源性哮喘等疾病，出现以喘息为主要临床表现时，可参考本病证进行辨证论治，其他疾病兼见呼吸困难者，可与有关病篇互参。

1. 病因

喘证的病因虽多，概括而论，不外乎外感与内伤所致。外感为六淫疫疠之邪气乘袭肺系而成，内伤多由饮食不当、情志失调、劳欲失度以及久病体虚等各种因素导致。

喘证外感病因多为六淫之邪。《素问·生气通天论》曰"因于暑、汗、烦则喘喝"，便揭示了外感六淫可引起喘证。明代张介宾《景岳全书》又言："实喘之证，以邪实在肺也，肺之实邪，非风寒则火邪尔。"

内伤喘证则由饮食、情志，或劳欲、久病所致。《素问·生气通天论》"味过于甘，心气喘满"，可见喘证的发生与饮食五味密切相关，过食肥甘、生冷之品，可聚湿生痰，壅塞肺气。若肆酒伤中或痰湿郁久，则痰热交阻，肺气上逆，发为喘证。清代何西池《医碥》言："酒食痰湿之郁热，上壅于肺而喘也。"而《黄帝内经》中早有喘与情志相关的记载，《素问·经脉别论》："有所惊恐，喘出于肺。"因为肺藏气，惊恐可使神气散乱，则喘出于肺。情志失调亦可使肝失疏泄，气机失于条达，升降失常，肺气上逆而喘发。劳倦过度与久病体虚导致喘发，主要因为气失所引起。久病迁延不愈，由肺及肾，或劳欲伤肾，精气内夺，肺之气阴亏耗，不能下济于肾，本元不固，则气失摄纳，出多入少，气逆上奔而为喘。明代王肯堂《证治准绳》曰："肺虚则少气而喘。"赵献可《医贯》言："真元损耗，喘出于肾气之上奔……乃气不归元也。"

2. 病机

喘证的基本**病机**是内外邪气导致肺失宣降，呼吸不利，气逆而喘；或久病肺虚，气失所主，肾元不固，摄纳失常，发为喘证。

喘证的**病位**，主脏在肺和肾。《景岳全书》曰："肺出气也，肾纳气也，故肺为气之主，肾为气之本也。"肺主气，司呼吸，外合皮毛，内为华盖，又肺为娇脏，不耐邪侵，若肺受外邪或七情所伤，失于宣降，气机不利，则生喘证。肾主摄纳，若气不归根，阴阳不接，则出多入少，而致喘促。喘证还与脾、肝、心有关。若脾虚，气血生化乏源，进而肺失充养，气短呼吸乏力而喘，如李东垣《脾胃论》云："脾胃气虚，……故脾证始得，则气高而喘。"肝失疏泄，气机失调，肝气上逆犯肺可为喘，如《素问·经脉别论》："有所堕恐，喘出于肝。"若心气虚，心阳鼓动无力，则心血运行不畅，影响肺气而为心喘，如《素问·痹论》："心痹者，脉不通，烦则心下鼓，暴上气而喘。"

喘证的**病理性质**有虚实两类。实喘多在肺，一般为外邪、痰浊、肝郁气逆，壅塞肺气，宣降不利；虚喘当责之于肺、肾两脏，因精气不足，气阴亏耗而导致肺肾出入失常，且尤以气虚为主。病情错杂者，每可下虚上实并见，表现为痰饮壅阻于上，肾气亏虚于下。叶天士《临证指南医案·喘》中有云："在肺为实，在肾为虚。"概而论之，皆为气机升降出入失度所致。

3. 辨证论治要点

喘证辨证首先应审清虚实，《景岳全书》云："气喘之病，最为危候，治失其要，鲜不误人，欲辨之者，亦为二证而已。所谓二证者，一曰实喘，一曰虚喘也。"实喘治疗主要在肺，祛邪利气，针对寒、热、痰等邪气的不同，分别采用温宣、清肃、化痰等法；虚喘治在肺、肾，以肾为本，培补摄纳，应对不同脏腑病机，采用补肺、纳肾、健脾、疏肝、养心、益气、育阴等法。若虚实错杂，下虚上实者，当分清主次，权衡标本。

表 4-1　辨证论治要点

病证	新久	声音	呼吸	脉象	病势	病位	治疗原则
实喘	新病	声音高大伴痰鸣咳嗽	呼吸深长有余，呼出为快，气粗	数而有力	急骤	肺	祛邪利气
虚喘	久病，或急性发作	声音低微，少有痰鸣咳嗽	呼吸短促难续，吸气为快	微弱或浮大中空	徐缓，时轻时重，遇劳即甚	肺肾	培补摄纳

四、医案赏析

1. 国医大师洪广祥医案——痰瘀阻肺之喘证

患者基本信息、就诊日期、发病情况及四诊信息详见上文"医案导入"。

诊疗经过：

方用麻杏甘石汤合礞石滚痰丸加减。处方：生麻黄 10g，南杏仁 10g，生石膏 30g（打碎、先煎），生甘草 10g，青礞石 20g，黄芩 10g，沉香木 10g（入煎），生大黄 10g（后下），金荞麦根 30g，白毛夏枯草 20g，干地龙 15g，青皮 15g，陈皮 15g，葶苈子 30g（包煎）。7 剂，每日 1 剂，水煎服，并嘱如病情加重，必须立即入院诊治。

二诊：患者病情大有改观，症状明显改善，并反复称赞"中医真了不起""真乃大名医也"。复诊时咳嗽喘憋已减 3/5，痰易咯出，黄痰明显减少，大便已通畅，厚腻苔已去 2/3，余症亦随之改善。上方再合生脉散以益气养阴，再服 7 剂。

三诊：急性加重期症状已基本控制，但气短疲惫，口干少津，舌质红黯，舌苔前 1/3 薄少，舌苔中后部仍见黄腻，脉虚弦滑。方用麦冬汤、桂枝茯苓丸、千缗汤加减。处方：麦冬 30g，太子参 30g，法半夏 10g，淮小麦 30g，炙甘草 10g，大枣 10 枚，桂枝 10g，茯苓 15g，丹皮 10g，桃仁 10g，赤芍 20g，薤白 10g，青皮 15g，枳实 15g。7 剂，每日 1 剂，水煎服。

四诊：服上方 7 剂后，病情更趋稳定，动则气喘之症亦有减轻。

【按】本案辨证属痰热遏肺，气壅血滞，腑气郁闭，肺失肃降，标实证候突出。治拟清泄肺热，涤痰除壅，泻肺平喘。二诊时咳嗽喘憋已减 3/5，痰易咯出，黄痰明显减少，大便已通畅，厚腻苔已去 2/3，余症亦随之改善。故上方再合生脉散以益气养阴。三诊痰热证候已消除，但气短疲惫，口干少津，舌质红黯，舌苔前 1/3 薄少，已显现痰热伤津，气阴亏虚之证。舌苔中后部仍见黄腻，脉虚弦滑，痰瘀凤根明显。继续从补虚泻实论治。四诊时，病情更趋稳定，动则气喘之症亦有减轻，但患者毕竟年近七十岁，久病体衰，元气亏损，痰瘀凤根不易清除，拟重在补虚，兼顾痰瘀，缓图调治。

2. 王丽华主任中医师医案——风寒夹痰喘证

淦某，男，56 岁，2019 年 6 月 20 日初诊。

患者反复气喘 13 年余，加重 1 月。13 年前无明显诱因出现喘息咳逆，1 个月前因外感未愈而加重气喘，伴胸闷短气，反复咳嗽，少量白黏痰。夜间喘甚，不能平卧，闻及刺激性气味则气喘更甚。鼻塞流涕，咽痒，无咽痛，无发热恶寒，无口干口苦，无头身疼痛，纳可，寐一般，二便平。舌质红，苔白腻，脉浮弦滑。

辨为风寒夹痰之喘证。治宜祛风散寒，宣肺化痰平喘。方选射干麻黄汤加味。处方：生麻黄 10g，射干 10g，细辛 3g，紫菀 10g，款冬花 10g，五味子 10g，法半夏 10g，生姜 10g，大枣 10g，辛夷 10g，防风 15g，厚朴 10g。7 剂，每日 1 剂，颗粒剂冲泡服用。

二诊（2019 年 6 月 27 日）：患者诉服药 7 剂后气喘症状明显减轻，夜间仍有轻微气喘，咳嗽有所改善，咯吐少量白黏痰，无咽痒咽痛，无鼻塞流涕，舌质淡红，苔白，脉弦滑。上方减辛夷、防风，加杏仁 10g，桔梗 10g，继进 7 剂，以调理善后。

【按】本案辨证属外感风寒，内夹痰湿之喘证。患者喘息咳逆 13 年之久，反复发作，固有宿邪，近又因外感诱发，加重气喘，迁延 1 月未愈，因外感风寒，寒邪闭肺，壅塞肺气，肺郁不宣，故生喘息咳嗽，胸闷短气。风寒袭肺，肺之开窍于鼻，风寒邪气阻扰咽喉，故而鼻塞、咽痒等症状明显，流涕脉浮，说明风寒外邪仍未散去。咯痰、舌苔白腻、弦滑脉等表现，均为痰邪作祟之征象。治宜祛风散寒，宣肺化痰平喘，方用射干麻黄汤，加辛夷、防风散风解表，厚朴燥湿行气，以利肺气。二诊症状明显减轻，风寒已除大半，痰邪犹在，故减去辛夷、防风，加用杏仁、桔梗，杏仁降气祛痰，桔梗宣肺除痰，一降一宣，以助行气排痰之功。

3. 王丽华主任中医师医案——痰瘀兼表寒喘证

万某，男，49 岁，2019 年 11 月 11 日初诊。

患者气喘伴胸满 1 月余，加重 1 周。1 个月前因外感出现喘而胸满闷窒，1 周前无明显诱因气喘加剧，夜间胸满较甚，无法平卧，端坐呼吸，胸痛频作，偶有咳嗽，晨起咯吐少量白黏痰。口干不欲饮，无口苦。无恶寒发热，无头痛头晕，无鼻塞流涕。纳可，寐差，大便干结，2～3 日一行，小便色黄且频数。舌质黯红，苔白厚腻，脉浮弦滑，右寸浮旺。

辨为痰瘀兼表寒之喘证。治宜祛痰化瘀，解表散寒，理气平喘。方用蠲哮汤（洪广祥教授经验方）加味。处方：葶苈子 10g，青皮 10g，陈皮 10g，槟榔 10g，大黄 5g，生姜 10g，牡荆子 15g，鬼箭羽 15g，炙麻黄 5g，杏仁 10g，茯苓 15g，地龙 10g。7 剂，每日 1 剂，颗粒剂冲泡服用。

【按】 本案辨证属痰瘀兼表寒之喘证。患者夜间胸满较甚，无法平卧，胸痛频作，咯吐少量白黏痰，舌质黯红，苔白厚腻，脉见弦滑，乃因痰浊干肺，肃降失职，影响气血流注，血液淤滞停积而为瘀血，痰瘀互结，痰可酿瘀，痰为瘀的基础，瘀亦可加重痰湿形成。方用洪广祥教授经验方蠲哮汤为主，以疏利气机、消痰散瘀为目的，故用葶苈子、青皮、陈皮、槟榔、牡荆子泻肺除壅，气顺则痰消，伍以大黄通降腑气，活血逐瘀，表里腑气得通则肺气自降。此次发病遇外感引诱，脉象仍浮，可见表证未能尽去，故加用炙麻黄、杏仁解表散寒，宣肺化痰，与祛风通络的地龙相合，共奏平喘之功。茯苓健脾化湿，以"脾为生痰之源"为指导，更著化痰之效。

4. 王丽华主任中医师医案——痰热兼气虚津亏喘证

黄某，男，77 岁，2019 年 12 月 16 日初诊。

患者反复咳喘 30 余年，加重半月。自述有 30 余年慢性支气管炎病史，30 余年来反复发作，常因情绪激动或剧烈运动而诱发，静处则缓。半月前因受凉后气喘咳嗽加重，咯吐大量白色泡沫黏痰，咽痒，口干口苦，在家吸氧及使用噻托溴铵喷雾剂等药物后，症状好转甚微，故要求中医治疗。

现症见气喘胸闷，动则喘甚，不能平卧，咽痒，喉中隐有痰鸣，痰白质黏，难以咯出。无胸痛，无恶寒发热，精神疲惫，乏力懒言，口干口苦，食后腹胀，揉按或嗳气得舒，夜寐尚安。大便平，夜尿色黄而频数，每晚 4～5 次。舌质红，苔少，舌下络脉紫黯，脉细弦数。

辨为痰热蕴肺，气虚津亏之喘证。治宜清热化痰，益气生津。方用定喘汤加减。处方：白果 10g，前胡 10g，款冬花 10g，法半夏 10g，苏子 6g，生甘草 10g，杏仁 10g，桑白皮 10g，黄芩 6g，海蛤壳 20g，天花粉 15g，广木香 10g，葶苈子 15g，太子参 10g，黄芪 8g。7 剂，每日 1 剂，颗粒剂冲泡服用。

二诊（2019 年 12 月 23 日）：患者诉服药 7 剂后胸闷气喘症状明显减轻，咽痒、咳嗽大为改善，咯吐少量黄黏痰，精神稍差，劳力后仍见少气懒言，无口干口苦，食后稍感腹胀，寐可，二便平。舌质黯红，苔薄黄，脉细滑。上方减桑白皮、黄芩、海蛤壳、葶苈子，黄芪用量加至 15g，另加茯苓 15g，桔梗 10g，继进 7 剂，以调理善后。

【按】本案辨证属痰热蕴肺，气虚津亏之喘证。患者反复咳喘 30 余年，肺气屡弱，故卫表失充，外感极易袭肺，此因风寒所引，肺失宣降，故而喘咳气逆，咽痒不已。其自行氧疗服药后，改善甚微，疾病却已传变，由表入里，患者伴口干口苦，夜尿色黄而频数，舌质红，脉见弦数，且情绪易波动，性情躁烈，此为触动肝火，自生内热；而食后腹胀，可见脾胃运化失常，故湿邪内困中焦，聚湿生痰，痰从热化，痰热蕴肺，肺气上逆，故而气喘胸闷，动则喘甚，不能平卧。同时热伤肺络，久病瘀阻，所以舌下络脉呈紫黯瘀象。患者病程较长，久病必虚，耗气伤津，精神疲惫、乏力懒言等虚象明显，故在处以清热化痰之定喘汤的同时，加用太子参、黄芪、天花粉，以益气补虚，生津养阴。海蛤壳、葶苈子辅助定喘汤行清肺化痰平喘之力。广木香行气化痰之余，亦有补而不滞的功效。患者二诊可见痰热已清大半，但虚象仍存，故去方中桑白皮、黄芩、海蛤壳、葶苈子等寒凉之品，加用桔梗，与杏仁宣降相辅，以促排痰，另加茯苓以及增大黄芪用量，意在补气健脾，此为"缓则治本"矣。

5. 国医大师洪广祥医案——气阳虚弱兼痰瘀伏肺喘证

杨某，男，53 岁，2004 年 11 月 29 日初诊。

患者于 3 年前确诊慢性阻塞性肺疾病，多次住院接受西医西药对症治疗，经治疗病情可暂时控制，每年感冒多达 6～7 次，每次感冒均引发慢性阻塞性肺疾病急性加重。

现症见气短乏力，语音低弱，动则气喘，形瘦神疲，平素怯寒肢冷，极易感冒，时有咳嗽咯痰，晨起胸部憋闷，气温升高则憋闷明显改善，常见纳差便溏，阳痿多年，早衰症状突出。面色无华，舌质黯红，苔白黄腻，脉虚细弦滑，以右关弦滑更显，两尺脉弱，右寸细滑。

辨为气阳虚弱，卫气不固，痰瘀伏肺之喘证。治宜补益气阳，固护卫气。方用补元汤合温阳护卫汤加减（均为洪广祥教授经验方）。处方：生黄芪 30g，西党参 30g，炒白术 15g，炙甘草 10g，全当归 10g，广陈皮 10g，升麻 10g，北柴胡 10g，桂枝 10g，白芍 10g，生姜 10g，红枣 6 枚，锁阳 15g，补骨脂 10g，防风 15g，小牙皂 6g，法半夏 10g。7 剂，每日 1 剂，水煎服。

二诊：患者服药后自觉舒适，虚能受补，但进补后未见壅塞之象，故而守原方，7剂，每日1剂，水煎服。

三诊：自觉抗寒能力增强，咳嗽、咯痰症状基本消失，右关弦滑程度显著减轻。原方加桃仁10g，鬼箭羽15g。嘱守原方续服3个月，以观后效。

四诊：观察4月余，病情稳定，与同期相比有显著改观。中间曾感冒一次，但很轻微，未引发慢性阻塞性肺疾病急性加重，疗效满意。患者仍坚持服中药。

【按】本案辨证属气阳虚弱，卫气不固，痰瘀伏肺之喘证。患者久病体虚，抵抗力差，症见气短乏力，语音低弱，动则气喘，形瘦神疲，平素怯寒肢冷，极易感冒，可见气阳虚弱，卫气不固，时有咳嗽咯痰，舌质黯红，病程长久，可见痰瘀伏肺阻塞。治宜补益气阳，固护卫气，杜绝生痰之源，以减少痰瘀阻塞。方用洪广祥教授经验方补元汤合温阳护卫汤加减。二诊患者尚有痰瘀伏肺，继守原方，补益扶正。三诊患者脾虚生痰已初步遏制，加用桃仁、鬼箭羽，以散瘀通络。

6. 名医陈瑞春教授医案——气虚痰壅兼肾阳不足喘证

汪某，男，64岁，1993年12月10日初诊。

患者已病半月之久，发热微恶寒；胸闷气喘，唇口色青紫，咳嗽痰多清稀，夜不成寐，经用氨苄西林点滴，发热有所缓解，但仍每日低热，微恶风寒，食纳差，大便日1～2行，质稀软，小便多，脉浮弦虚软，舌胖苔薄白滑润。处方：麻黄10g，桂枝10g，法半夏10g，制附片10g，五味子10g，细辛3g，干姜10g，葶苈子10g，苏子10g，白芍15g，神曲15g，厚朴10g，炙甘草5g。嘱服5剂，水煎温服。

二诊（1993年12月16日）：服前方后，发热恶寒已罢，咳嗽减轻，痰涎明显减少，口唇转红，食纳明显恢复，腹胀减，大便成形，小便减少，脉缓弦，舌滑润。守方去神曲、厚朴，嘱继续服 5 剂。

三诊（1993 年 12 月 22 日）：患者服上药 10 剂，咳嗽平稳，痰量减少，食纳增加，精神好转，二便正常，睡寐安宁，脉缓稍弦，舌净而润。拟改用六君子汤加味：党参 15g，白术 10g，茯苓 15g，法半夏 10g，陈皮 10g，五味子 10g，枸杞子 10g，巴戟天 10g，仙茅 10g，淫羊藿 10g，炙甘草 5g。每日 1 剂，水煎温服。

上方服 30 余剂，患者恢复良好，饮食睡眠正常。后两三年均未发病，身体康复如初。

【按】本案辨证属气虚痰壅兼肾阳不足之喘证。此例患者，病程达半月之久，症见胸闷气喘、食纳较差，大便稀薄，脉下虚软，同时伴有发热微恶寒、咳嗽，以及脉浮的外感证候，可判断病机为脾肺气虚为主，又见痰多清稀，唇口色青紫，故有湿痰壅盛的病机，同时伴有肾阳不足。初诊投小青龙汤加味，旨在温肺化痰平喘，唇口发绀明显改善。继以六君子汤加味，主要从补脾益肾着手，达到治病求本的目的。

摘自：陈瑞春.伤寒实践论［M］.北京：人民卫生出版社，2003：71 - 72.

五、名家经验

国医大师洪广祥治疗喘证经验

《伤寒杂病论》中，张仲景虽并未专篇论述喘证，但亦有 30 余条文、10 余首经方涉及喘证，并主要应用汗、清、下三法，如"太阳病，头痛发热，身疼腰痛，骨节疼痛，恶风无汗而喘者，麻黄汤主之（35）"即用到汗法；"发汗后，不可更行桂枝汤。汗出而喘，无大热者，可与麻黄杏仁甘草石膏汤（63）"即用到清法；"伤寒若吐下后不解，不大便五六日……微喘直视，……大承气汤主之（212）"则是下法的发挥。"金元四大家"之一的朱丹溪在《丹溪心法·喘》中云："如感邪气，则驱散之，气郁则调顺之，脾肾虚者温理之""凡久喘之症，未发宜扶正为主，已发宜攻邪为主"。提出治喘有祛邪、调气、温肾健脾等法，并应分清标本缓急，喘证发作时宜祛邪利气，祛邪后宜培本固元。清代林羲桐在《类证治裁》中提出"喘胀相因"学说，主张"先喘后胀，治在肺；先胀后喘，治在脾"，注重健脾化湿和纳气归元的有机结合。清末张锡纯在《医学衷中参西录》中认为喘证的辨治首先应区分外感和内伤。外感致喘者宜从风寒束表、风热袭表、风寒内侵这三方面来论治，风寒证以麻黄汤加减，风热证以麻杏石甘汤加减，风寒内侵证以小青龙汤或从龙汤或越婢加半夏汤加减。内伤致喘者应从肺肾、肝、脾胃、大气下陷、上焦阳虚等论治，方剂有滋培汤、参赭镇气汤、升陷汤、苓桂术甘汤等。

喘证涉及多种急慢性疾病，是肺系疾病的主要证候之一。在现代医学中，呼吸衰竭（respiratory failure）是指外呼吸（通气和换气）功能严重障碍，不能进行有效气体交换，导致缺氧，伴或不伴二氧化碳潴留，引起一系列生理功能和代谢紊乱的临床综合征。而呼吸困难是呼吸衰竭最早出现的症状，呼吸多呈潮式、间歇或抽泣样节律异常，所以呼吸衰竭在中医学中一般属于喘证、闭脱等危重症范畴。

国医大师洪广祥教授在中医治疗急慢性呼吸衰竭领域精研多年，建树颇丰，总结了呼吸衰竭的中心及分类证候特征、辨证要点及相关理法方药等宝贵经验，在呼吸与危重症的中医诊疗体系中取得突破性进展。

（一）中心证候

呼吸衰竭可由多种疾患引起，其病变主要在肺，涉及五脏、气血、阴阳。因而其临床证候也复杂多变，常见症状有呼吸困难、发绀、精神神经症状等。呼吸困难及发绀若进一步加重，继发肺性脑病则可出现神志恍惚、精神错乱、谵妄等。舌象有红、红绛、光绛、紫黯、淡黯，苔黄腻、白腻、黄黑焦干起刺，或灰白黑滑，或少苔。脉象有弦、滑、细数、微细欲绝、沉伏、虚数等。

其中呼吸困难、发绀是呼吸衰竭的最主要特征。

1. 呼吸困难

表现为呼吸浅促，频率增快，严重病例尤其发生脑水肿与脑疝时，呼吸常可突然停止。中枢性呼吸衰竭，常可表现为双吸气、叹息样呼吸、抽泣样呼吸、潮式呼吸等呼吸节律和频率的改变。

2. 发绀

主要见口唇青紫，面色青灰，舌质紫黯，爪甲青黯。值得注意的是，发绀是缺氧的反映，但其与缺氧程度并不平行。

（二）分类证候

本病证大体上可分为热毒犯肺、痰火壅肺、腑结肺痹、痰瘀阻肺、气阴两竭、水凌心肺、喘脱等 7 类证候，每类证候的特征是其辨证的要点。

1. 热毒犯肺证

以高热面赤、口渴唇燥、喘促胸闷等邪热迫肺、热甚伤津为特征。热毒亢盛，正邪剧烈抗争，故身热面赤。邪热壅肺，肺失宣降，故喘促胸闷。热灼津伤，则口渴便秘。热郁于里，神明被扰，故烦躁或谵语。舌红苔黄，脉数，为热毒炽盛之象。治当清热解毒，泻肺利气。方用黄连解毒汤合泻白散加减。

2. 痰火壅肺证

以痰声如锯，喘促息粗，抬肩掀胸，高热烦躁，面赤神昏为特征。热毒内炽，灼津炼液为痰，痰火壅肺，闭阻气道，肃降无权，故见喘促息粗，抬肩掀胸，痰声如拽锯等症。痰火郁遏，神明被扰，肝风内动，故见高热神昏，时有抽搐。血脉瘀滞，故面色青紫。舌红黯或绛，苔黄厚，脉洪滑数为痰火壅盛之征。治当清热泻火，逐痰泻壅。方用礞石滚痰丸加减。

3. 腑结肺痹证

以高热喘促，腹满便结，烦躁神昏为特征。邪热入于阳明，正邪剧争，阳热亢盛，故高热不退，烦躁不安。热壅于肺，气机不利，肃降失常，故喘促气憋，胸满抬肩。热结肠道，津伤化燥，燥热与糟粕相结，腑气不通，故腹满便结。热盛伤津，则小便短赤。舌苔黄燥，脉弦数，为阳明热盛之征。治当通下救肺，釜底抽薪。方用宣白承气汤加减。

4. 痰瘀阻肺证

以喘促气逆，喉间痰鸣，面青唇黯，嗜睡昏迷等为特征。痰浊阻肺，气机不利，血行不畅，血脉瘀阻，痰瘀互结，阻塞气道，肺失肃降，故见喘促气逆，喉间痰鸣，发绀等症。痰瘀蒙闭心窍，则现嗜睡昏迷、神志恍惚等精神见症。痰瘀郁闭，郁而化热，热极生风，肝风内动，则可出现抽搐。舌质黯紫，舌苔浊腻，脉弦滑为痰浊血瘀之候。治当涤痰祛瘀，开窍醒神。方用涤痰汤加减。

5. 气阴两竭证

以呼吸微弱，间断不续，神志昏沉，时作抽搐，汗出如洗，舌红无苔为特征。正气被耗，肺阴涸竭于内，肺气暴脱于外，故呼吸微弱，间断不续，或叹气样呼吸。气阴亏耗，心神失养，故神志昏沉，精神萎靡。筋脉失养，虚风内动，故时作抽搐。阴竭于内，阳失阴敛，则汗液外泄如洗。舌红无苔，脉虚细数，为气阴两竭之候。治当益气救阴防脱。方用生脉散加味。

6. 水凌心肺证

以喘咳气逆不能平卧，心悸浮肿，怯寒肢冷，面青唇紫等为特征。阳虚水泛，水气射肺，肺失肃降，则喘咳气逆倚息难以平卧。水气凌心则心悸。水泛肌肤，则肢体面目浮肿。阳衰阴盛，故怯寒肢冷。阳虚血滞，则见面唇青紫，舌黯脉涩。舌胖苔白滑，脉沉细，为阳气虚衰之候。治当温阳利水，泻壅平喘。方用真武汤加减。

7. 喘脱证

以喘促加剧，或状若抽泣，或突然痰鸣暴喘，鼻扇唇黑，额汗如珠，脉微欲绝为特征。肺、心、肾俱衰，真元不固，摄纳无权，逆气上奔，故喘逆加剧，唇黑鼻扇。阳气上脱，故额汗如珠，鼻头冷。肺气欲绝，故呼吸时停时续。阳气外脱，故神昏、肢厥、脉微欲绝。治当扶阳固脱。方用人参四逆汤加减。

（三）治疗大法

1. 清泻肺热

热毒犯肺，肺气壅塞，肃降失常，是急性呼吸衰竭的重要因素。故清热泻肺毒是其主要治法。药用：黄芩、栀子、知母、黄柏、黄连、石膏、桑白皮、葶苈子等。《普济方·喘》云："肺实肺热，必有壅盛胸满，火气上炎之状，法当清利，如桑白皮、葶苈之类是也。"此法不仅可清泻肺热，畅利肺气，还有助于泻热清心，以防热扰心神。

2. 清热化痰

温热毒邪熏灼于肺，炼液成痰，痰阻气道，肺气上逆而喘促。故宜清热化痰，畅利肺气，以防变证四起。药用：金银花、连翘、黄芩、石膏、鱼腥草、鸭跖草、瓜蒌、桑白皮、芦根、葶苈子、杏仁、浙贝母、野荞麦根等，以达清热肃肺、化痰泻壅之目的。

3. 通腑泻下

热毒内壅，燥结胃腑，腑热熏蒸，上迫于肺之腑结肺痹证，可用通腑泻下法。此外，急性呼吸衰竭属里实热证居多，都存在程度不等的腹满、痞胀、便结及肠鸣音减弱，故常采用通腑泻下法。药用：瓜蒌、大黄、芒硝、厚朴、枳实通腑泄热；葶苈子、杏仁降泄肺气；石膏、知母、金银花、连翘清热泻火。俾腑通热去，肺得清肃，有助于呼吸困难减轻和躁动的控制。

4. 祛痰行瘀

痰瘀互结是呼吸衰竭的重要病理基础。肺内血循环，特别是微循环的障碍，常是呼吸衰竭难以缓解的重要原因。因此，祛痰行瘀法有利于消除血脉瘀滞和气道阻塞。药用：桃仁、红花、川芎、赤芍、大黄、丹参、葶苈子、牡荆子、法半夏、青皮、陈皮等。此法常与其他治法配合运用，患者服药后缺氧状态改善明显，呼吸困难和发绀症状亦随之减轻。

5. 温阳利水

喘咳日久，肺、脾、肾虚，阳衰阴盛，水气不化，水气上逆，射肺凌心，为慢性呼吸衰竭的重要原因。故温阳利水有利于呼吸困难的减轻和病情的改善。药用制附子、桂枝、黄芪、茯苓、白术、生姜、车前子、泽泻等。此法与祛痰行瘀法配合应用，有利于提高疗效。

6. 益气救阴

温热之邪，灼津耗液，肾阴耗竭，阴虚气伤，所谓"壮火食气"，气阴两竭。故治宜益气救阴，治喘防脱。临床经验证明，救阴必须先益气，气宜急固，益气才能救将绝之化源，所以益气而能生津，津回阴生而喘平。药用人参、麦冬、五味子、山茱萸、生地黄、白芍、龙骨、牡蛎、磁石等。

7. 回阳固脱

病至后期，肺、肾、心俱衰，亦即呼吸、循环同时衰竭，抢救不力，多死于此。药用人参、附子、干姜、龙骨、牡蛎等，或配用黑锡丹回阳救脱。药后若神定气续，阳回喘平，可随证施治，慎防助热伤阴之弊。

摘自：洪广祥. 中国现代百名中医临床家丛书——洪广祥 [M]. 北京：中国中医药出版社，2007：166 – 179.

（袁浔浔整理）

第五章 肺 痈

一、医案导入

国医大师洪广祥医案——表证未解，
热壅壅肺，痰瘀互结证

胡某，男，27 岁，1970 年 3 月 17 日初诊。

患者因发热、咳嗽、胸痛、痰黏稠有臭味入乡村医院住院。症见形寒发热，体温 39.2℃，汗出热不退，咳嗽频，咳引左侧胸痛，痰黏稠黄白相兼，痰有腥臭味，呼吸喘促，大便不畅，小便黄，口干引饮，不思饮食，舌质红黯，舌苔黄厚腻，脉象弦滑数兼见浮象。听诊左肺中部呼吸音减弱，有湿性啰音。

X 线检查：两肺纹理明显增粗，左肺中部有大片浸润阴影，中有液平面。诊断为左肺脓疡。

化验：白细胞总数 12.0×10^9/L，中性粒细胞百分比 82%。

二、启发思考题

1. 本病的中医诊断、分型是什么？
2. 请阐述本病的病因病机。
3. 肺痈的基本病机是什么？

4. 肺痈与风温如何鉴别？

5. 肺痈的辨证中辨病期的要点是什么？

6. 肺痈的治疗原则及治疗思路？

7. 请写出治法、方药（方名、药名、用量、用法）。

三、基本知识点

肺痈是指由于热毒瘀结于肺，以致肺叶生疮，肉败血腐，形成脓疡，以发热、咳嗽、胸痛、咯吐腥臭浊痰，甚则咯吐脓血痰为主要临床表现的一种病证。主要见于西医学的肺脓肿。其他如化脓性肺炎、肺坏疽以及支气管扩张、肺结核空洞等伴化脓性感染者出现肺痈的临床表现时，可参考本病辨证论治。

1. 病因

本病由感受外邪，内犯于肺，或痰热素盛，蒸灼肺脏，以致热壅血瘀，蕴酿成痈，血败肉腐化脓而成。

（1）感受外邪：多为风热外邪自口鼻或皮毛侵犯于肺所致，正如《类证治裁·肺痿肺痈》所说："肺痈者，咽干吐脓，因风热客肺蕴毒成痈。"或因风寒袭肺，未得及时表散，内蕴不解，郁而化热所为，《张氏医通·肺痈》曾说："肺痈者，由感受风寒，未经发越，停留胸中，蕴发为热。"肺脏受邪热熏灼，肺气失于清肃，血热壅聚而成。

（2）痰热素盛：平素嗜酒或嗜食辛辣厚味太过，酿湿蒸痰化热，熏灼于肺；或肺脏宿有痰热，或他脏痰浊瘀结日久，上干于肺，形成肺痈。若宿有痰热蕴肺，复加外感风热，内外合邪，则更易引发本病。

（3）正气虚损：劳累过度，正气虚弱，则卫外不固，外邪易乘虚侵袭，是致病的重要内因。

2. 病机

《杂病源流犀烛·肺病源流》谓："肺痈，肺热极而成痈也。"可见肺痈的基本病机为邪热郁肺，蒸液成痰，邪阻肺络，血滞为瘀，而致痰热与瘀血互结，蕴酿成痈，血败肉腐化脓，肺损络伤，脓疡溃破外泄。其病理基础主要在热壅血瘀。本病病位在肺，病理性质属实、属热。

本病根据病情的发展可分为初期、成痈期、溃脓期、恢复期等阶段。初期，因风热（寒）之邪侵犯卫表，内郁于肺，或内外合邪，肺卫同病，蓄热内蒸，热伤肺气，肺失清肃，出现恶寒、发热、咳嗽等肺卫表证。成痈期，为邪热壅肺，蒸液成痰，气分热毒浸淫及血，热伤血脉，血液凝滞，热壅血瘀，蕴酿成痈，表现出高热、振寒、咳嗽、气急、胸痛等痰瘀热毒蕴肺的证候。溃脓期，为痰热与瘀血壅阻肺络，肉腐血败化脓，肺损络伤，脓疡溃破，排出大量腥臭脓痰或脓血痰。恢复期，为脓疡内溃外泄之后，邪毒渐尽，病情趋向好转，但因肺体损伤，故可见邪去正虚、阴伤气耗的病理过程，继则正气逐渐恢复，痈疡渐告愈合。若溃后脓毒不尽，邪恋正虚，每致迁延反复，日久不愈，病势时轻时重，而转为慢性。

3. 辨证论治

本病病性为热毒瘀结于肺，但应辨别痰、热、毒、瘀的主次及注意有无气阴的伤耗。辨别病期，本病属于邪实证候，但各个病期的病机重点有所差异，故应结合病程和临床表现分辨初期、成痈期、溃脓期、恢复期，为临床治疗提供依据。

清热散结、解毒排脓是治疗肺痈的基本原则。然不同阶段的治疗侧重点亦不同。肺痈初期当清肺散邪；成痈期当清热解毒，化瘀消痈；溃脓期当排脓解毒；恢复期，阴伤气耗者当养阴益气，若久病邪恋正虚者当扶正祛邪。此外，在肺痈的治疗过程中，要坚持在未成脓前给予大剂清肺消痈之品以力求消散；已成脓者当解毒排脓，按照"有脓必排"的原则，尤以排脓为首要措施；脓毒消除后，再予以补虚养肺。

肺痈为热壅血瘀的实热病证，即使风寒所致也已经化热，故切忌用辛温发散之品退热，恐以热助热，邪热鸱张。同时，亦不宜早投补敛之剂，以免助邪资寇，延长病程，即使见有虚象，亦当分清主次，酌情兼顾。

4. 鉴别诊断

（1）风温：风温初起以发热、咳嗽、烦渴或伴气急胸痛为特征，与肺痈初期颇难鉴别。但风温经及时正确治疗，一般邪在气分即解，多在 1 周内身热下降，病情向愈。如病经 1 周，身热不退或更盛，或退而复升，咯吐浊痰腥臭，胸痛不解，应考虑肺痈的可能。

（2）其他痰热蕴肺证：肺脏其他疾患若发生痰热蕴肺时，亦可表现为发热、咳嗽、胸痛、咯痰带血等症状，但他们以肺热蕴肺证为主，病情较肺痈轻，临床咯吐浓稠浊痰较多，仅夹有血丝或伴咯血；而肺痈则为瘀热蕴结成痈，酿脓溃破，病情较重，寒战高热、胸痛较甚，尤其是可见咯吐大量腥臭脓血浊痰。

四、医案赏析

1. 国医大师洪广祥医案——表证未解，热毒壅肺，痰瘀互结证

患者基本信息、就诊日期、发病情况及四诊信息详见上文"医案导入"。

诊疗经过：

证属表证未解，热毒壅肺，痰瘀互结。治宜清热化瘀消痈。方用麻杏甘石汤、千金苇茎汤加减。

生麻黄 10g，生石膏 30g，南杏仁 10g，生甘草 10g，鲜苇茎 60g，冬瓜仁 30g，桃仁 10g，薏苡仁 30g，生大黄 10g，黄

芩 10g，野荞麦根 30g，败酱草 30g，蒲公英 30g，桔梗 30g。连服 1 周，每剂嘱煎 3 次，分次服用。

二诊：患者服上方 1 周，体温下降至 37.6℃，咳嗽咯脓痰减少，大便已通畅，全身症状亦有改善，效不更方，继续清热化瘀，以期痈脓彻底消除。患者要求出院回乡间服中药治疗，予原方续服 2 周后返医院复查。

三诊：临床症状消失，X 线复查肺脓疡炎性浸润已吸收。化验白细胞已正常。舌质红嫩，舌苔偏少，脉象细弦，重按无力。此乃病后气阴虚损，改用《金匮要略》麦冬汤加减以益气阴善后。

【按】本案患者以发热、咳嗽、咯痰有臭味、胸痛为主症，中医可辨病为肺痈，兼之有口干引饮、小便黄、痰黏黄白、舌质红黯、苔黄厚腻、脉弦滑数等痰热瘀内蕴之象，可进一步辨证为肺痈成痈期。方选麻杏甘石汤，缘于患者兼有形寒发热、脉浮等表证，故以此方来宣肺泄热解表，表里双解。然本案病机重点是为热毒壅肺，痰瘀互结，故亦用千金苇茎汤治之。本方为治肺痈名方，方中君药苇茎甘寒轻浮，善清泻肺热，臣药冬瓜仁善化痰排脓，而桃仁活血祛瘀、薏苡仁清肺破毒肿，二者共为佐使，此四药合用，共奏清肺化痰、逐瘀排脓之良效。此外，处方中亦重用黄芩、野荞麦根、败酱草、蒲公英等清热解毒药物以加强清肺热、排脓毒之效，从而克服了"势单力薄""战斗力弱"的弊端，改变了"用药不力"而影响疗效的被动局面。"痰瘀阻结"为肺痈的核心病理。痰可酿瘀，瘀滞生痰，两者因果关系密切。本案用药始终抓住"痰瘀"病机进行组方择药。既清痰热，宣畅肺气，以助"治节"功能恢复，减少因痰气交阻，气滞血瘀，而不利于局部脓疡炎性浸润的吸收；又直接应用桃仁、大黄、败酱草等以活血散瘀，改善病灶血液循环，减少炎症渗出，这对迅速控制病情，加速炎症病灶的吸收有重要作用。"肺与大肠相表里",腑气通畅,既可有效排毒,又可缓解因肺气壅塞而引发的咳嗽、喘促、胸痛等肺失宣肃证候。方中桃仁、大黄,既可活血逐瘀,又可润燥滑肠,通腑泄热,有助于痰热瘀邪的清除。洪教授治痰所用桔梗惯用剂量 30g,临床未见有恶心呕吐反应。洪教授认为,桔梗为药食两用之品,功擅宣降肺气,祛痰排脓,若用量太小恐其难以发挥自身优势。此外,洪教授认为治疗肺痈当始终坚持祛痰排脓、清热解毒。前者促进脓痰排出,不再壅滞于肺;后者清除蕴结的热毒,不使肺叶受热毒的燔灼而腐烂,两法须兼顾而不能偏废。

2. 国医大师洪广祥医案——肺脾气虚,痰瘀未清证

张某,女,31 岁,1982 年 11 月 3 日初诊。

患者左上肺脓疡,经住院治疗 3 周后,临床症状消失,胸片报告炎性浸润已吸收,唯左上肺空洞尚未完全闭合,出院服中药治疗。

症见面色㿠白,形体瘦弱,胃纳不佳,神倦乏力,怯寒易感,略有咳嗽,咯痰稀白,气短自汗。舌质黯淡,舌苔腻白黄相兼,脉细小,右寸细滑。证属肺脾气虚,痰瘀未清,故空洞愈合不良。治宜补益肺脾,祛痰散瘀。方用补中益气汤合千缗汤加减:

生黄芪 30g,西党参 30g,白术 15g,炙甘草 10g,当归 10g,升麻 10g,北柴胡 10g,合欢皮 30g,白及 30g,小牙皂 6g,法半夏 10g,生姜 3 片,陈皮 10g,桃仁 10g,血竭 6g,败酱草 15g。7 剂,每日 1 剂。

二诊:服药后自觉精神好转,饮食增加,面色渐华,无明显不适,原方续服 30 剂后复查胸片。

三诊:40 天后 X 线复查左上肺空洞已消失,仅见索状阴影。饮食如常,体重增加 2.5kg,无自觉不适,舌质红润,舌

苔薄白，脉平。嘱续服补中益气丸调理善后。

【按】本案患者前期经西医治疗后脓疡症状已基本清除，目前以乏力、纳差、消瘦、怯寒、咯痰白稀、气短自汗等肺脾气虚兼有阳虚表现为主，舌质黯淡，苔腻白黄相兼，脉细滑，为痰瘀未清之象，故此时治疗当攻补兼施，治宜补益肺脾、祛痰散瘀。"脾为肺之母"，脾气虚可导致肺气不足，而肺气虚亦可通过补脾达到"补土生金"的效果。即所谓"补脾生肺"。因此，本案选用补中益气汤补益肺脾，以期生肌强肺。方中合欢皮能消痈敛涩，对肺痈久不敛口者用之甚宜；白及能去腐生肌，坚敛肺脏，能补肺气。两药与补中益气汤结合可加速空洞的闭合。血竭为外科、伤科要药，有良好的去腐生肌、散瘀生新之功效。《本草经疏》称："麒麟竭，甘主补，咸主消，散瘀血、生新血之要药。"《济急仙方》单用为末外敷，治臁疮不合等。败酱草排脓祛瘀见长，为治内痈要药。其与桃仁、血竭相配，有较强的祛瘀生新效果。千缗汤为《金匮要略》皂荚丸变方，具有涤痰宣窍、祛除顽痰之功效，与活血行瘀药组合，可达祛痰散瘀，去腐生新之效。

3. 名医邵长荣医案——热毒壅肺，蕴成脓痰证

张某，女，34岁。初诊：1971年10月9日。

主诉：发热，咳嗽，胸痛。

病史：1971年8月因高热39.6℃，咳嗽频频，痰黄有腥味，伴剧烈胸痛，胸部正位片示左肺中下块状及条状阴影，左侧位片示明显舌叶肺不张存在，诊断为肺化脓症、肺不张。用青霉素、链霉素等治疗，出现皮疹等反应而停药。目前体温略减，但胸痛咳嗽等症未除，肺部病灶也未好转，痰不多，有腥味，体温37.5℃。舌脉：苔黄，舌红，脉小滑带数。辨证：热毒壅肺，蕴成脓痰。中医诊断：肺痈。西医诊断：肺化脓症，肺不张。治法为清肺化痰，排脓解毒。方药：鱼腥草

30g，平地木 15g，鹿衔草 15g，黄芩 9g，败酱草 30g，桔梗 4.5g，甘草 4.5g，金银花 9g，4 剂。

二诊（1971 年 10 月 13 日）：药后咳痰胸痛等症未减，拟加强清热之力。原方加山海螺 30g，黄芩改为 15g，7 剂。

三诊（1971 年 10 月 21 日）：上方服完，咳嗽渐减，但胸痛未除。胸透复查肺部阴影有吸收好转，但肺不张未变。仍守前法出入。原方加黄芪 9g，川芎 4.5g，7 剂。

四诊（1971 年 10 月 28 日）：咳嗽等症消失，胸透肺部炎症又有吸收，但感神疲乏力。治拟清热祛痰，益气健脾，攻补兼施。方药：败酱草 15g，鹿衔草 15g，仙鹤草 30g，金银花 9g，平地木 30g，党参 9g，白术 9g，桔梗 4.5g，甘草 4.5g，14 剂。

五诊（1971 年 11 月 13 日）：除疲乏耳鸣外，无不适。胸透复查，肺部炎症已大部消散，肺不张也逐渐恢复。仍用原方服 14 剂，并加杞菊地黄片 200 片，每次 5 片，每日 3 次。

六诊（1972 年 1 月 8 日）：诸症悉除，胸片示肺部炎症完全吸收，肺不张也全部恢复。以党参片善后。

【按】本案以高热、咳嗽、痰黄有腥味、胸痛、舌红苔黄、脉滑数为辨证要点，中医当辨病为肺痈，证属热毒壅肺、蕴成脓痰，为成痈化脓期。邪热壅肺，肺失宣肃，难以祛邪外出，正邪交争，故见咳嗽、高热；邪热蒸液成痰，热伤血脉，血为之凝滞，热壅血瘀，阻遏胸中气机，故见痰黄腥味、胸痛剧烈，舌红苔黄、脉滑数均为热毒壅肺之征。治疗当以清肺化痰、排脓解毒为主。一诊方中鱼腥草与败酱草均性寒凉，清热解毒、消痈排脓之效颇佳，善治肺痈；黄芩、金银花亦善清肺热、消痈肿；桔梗长于宣肺祛痰排脓；平地木、鹿衔草善化痰止咳、活血止血，以防热伤血分；甘草亦可清热解毒，调和诸药，共奏清热解毒、化痰排脓之

功。二诊症未减，故加大黄芩剂量以增清肺热之力，另加用
山海螺以增解毒消肿排脓之效。三诊可见咳嗽改善，但仍有
胸痛，故仍效用前法，在原方上加少量辛温的川芎以助活血
行气，黄芪益气健脾，以助益肺生肌。四诊症状明显改善，
但出现气虚表现，故治疗当兼顾扶正，治以清热祛痰、益气
健脾、攻补兼施。五诊、六诊外邪已基本祛除，仅见内虚之
象，故治疗以扶正为主。

摘自：邵长荣. 邵长荣肺科经验集. 上海：上海科学技术
出版社，2004：198－200.

4. 名医施今墨医案——痰瘀热毒蕴肺，酝酿成痈

冯某，男，59 岁。病历二月，初患咳嗽，胸际不畅，未
以为意，近日咳嗽加剧且有微喘，痰浊而多，味臭，有时带
血，胸胁震痛，稍有寒热，眠食不佳，小便深黄，大便干燥。
舌苔黄厚，脉滑数。辨证立法：外感风寒，未得发越，蕴热成
痈。治宜排脓解毒，涤痰清热为主。处方：鲜苇根 24g，桑白
皮 6g，鲜茅根 24g，旋覆花 6g、代赭石 12g（同布包），地骨
皮 6g，生苡仁 18g，陈橘红 5g，冬瓜子（打）18g，炒桃仁
6g，陈橘络 5g，炒杏仁 6g，北沙参 10g，苦桔梗 6g，仙鹤草
18g，粉甘草 5g。

二诊：服药 5 剂寒热渐退，喘平嗽轻，痰减仍臭，已不带
血，眠食略佳，二便正常，尚觉气短，胸闷，仍遵原法。处
方：鲜苇根 24g，溏瓜蒌 18g，鲜茅根 24g，旋覆花 6g、代赭
石 12g（同布包），干薤白 10g，炙白前 5g，炙紫菀 5g，半夏
曲 10g，炙百部 5g，炙化红 5g，枇杷叶 6g，炒桃仁 6g，生苡
仁 18g，苦桔梗 5g，炒杏仁 6g，冬瓜子（打）24g，粉甘草
5g，北沙参 10g。

三诊：服药 6 剂，诸症均减，唯较气短，身倦，脉现虚
弱，此乃病邪乍退，正气未复之故。处方：北沙参 12g，枇杷

叶 6g，云茯苓 10g，南沙参 10g，半夏曲 10g，云茯神 10g，苦桔梗 6g、三七粉（分 2 次冲服）3g，炒白术 10g，炒枳壳 5g，化橘红 5g，白及粉（分 2 次冲服）3g，冬虫草 10g，粉甘草 5g。

【按】本案患者患病二月之久，初起外感风寒而致咳嗽未予干预，以致外邪入里，病势进一步发展。肺失宣降，气机失常，故见咳嗽加重兼见微喘；寒邪入里，郁久化热，热伤血脉，热壅血瘀，蒸液成痰，故见痰多味臭、痰中带血、胸痛等症；小便深黄、大便干燥、舌苔黄厚、脉滑数均为热毒壅盛之象。中医可辨为肺痈成痈期，治宜排脓解毒，涤痰清热为主。组方选用苇茎、桑白皮、茅根、地骨皮以清泻肺热、降火止血，苡仁、冬瓜仁、桔梗以排脓消痈，旋覆花、杏仁降气平喘止咳，橘红、橘络以行气燥湿化痰，桃仁泄热祛瘀通便，使邪热从下而走，仙鹤草收敛止血，北沙参益气养阴以防邪热伤阴耗气之弊，甘草调和诸药，亦有清热解毒之效，诸药合配，共成清热涤痰、排脓解毒之功。初诊药后患者咳嗽、咯痰带血症状改善明显，表明前方效佳，故二诊继用前法。考虑尚有胸闷气短之象，故用薤白以助宽胸行气散结，白前、紫菀、枇杷叶等加强肃降肺气，调畅气机之力。三诊邪退正虚，故治疗重在扶正，治宜益气养阴、健脾化痰。

摘自：施今墨. 施今墨临床经验集. 北京：人民卫生出版社，1982：31.

5. 名医张锡纯医案——热壅血瘀，酝酿成痈，气阴耗伤证

奉天赵某，年四十许。心中发热、懒食、咳嗽、吐痰腥臭，羸弱不能起床。询其得病之期，至今已迁延三月矣。其脉一分钟八十五至，左脉近平和，右脉滑而实，舌有黄苔满布，大便四五日一行且甚燥。知其外感，稽留于肺胃，久而不去，以致肺脏生炎，久而欲腐烂也。西人谓肺结核病至此，已不可治。而愚慨然许为治愈，投以清金解毒汤，去黄芪，加生山药六钱、生石膏一两，三剂后热大清减，食量加增，咳嗽吐痰皆见愈。遂去山药，仍加黄芪三钱，又去石膏，以花粉六钱代之，每日兼服阿司匹林四分之一瓦，如此十余日后，病大见愈。身体康健，而间有咳嗽之时，因忙碌遂停药不服。二十日后，咳嗽又剧，仍吐痰有臭味，再按原方加减治之，不甚效验。亦俾服犀黄丸病遂愈。清金解毒汤：生明乳香（三钱），生明没药（三钱），粉甘草（三钱），生黄芪（三钱），玄参（三钱），沙参（三钱），牛蒡子（三钱，炒捣），贝母（三钱），知母（三钱），三七（二钱，捣细药汁送服）。

【按】本案以咳嗽、吐痰腥臭、懒食、羸弱乏力、大便秘结、苔黄脉滑数为主要辨证要点。初起外感未除，稽留肺胃，久郁化热，热壅血瘀，酝酿成痈，可辨病为肺痈，然病情迁延三月之久，热毒之邪易伤气阴，故乏力、纳差症状较为明显。张锡纯选用清金解毒汤来治疗可谓药证契合，恰到好处。清金解毒汤组方中乳香、没药长于活血消肿生肌，黄芪可补脾益肺、托毒生肌，玄参、沙参、知母清养肺阴，牛蒡子擅宣肺祛痰、解毒消肿，贝母长于清热化痰、散结消肿，三七活血祛瘀之效甚佳，甘草既可清热解毒，亦调和诸药，共奏清肺解毒、祛瘀生肌、止咳化痰之功。本案患者初诊邪实更甚，热象明显，食欲不振，故去温补之黄芪，改予性较平和的山药以益气养阴、健脾补肺，并加用长于清气分实热的石膏以增清热之力。三剂后热大减，食欲、咳嗽、咯痰皆有改善，故去山药、石膏，在清金解毒汤原方基础上再加长于清热泻火、生津止渴、消肿排脓的天花粉以巩固疗效。

摘自：张锡纯. 医学衷中参西录. 北京：人民卫生出版社，2006：226-227.

五、名家经验

国医大师洪广祥治疗肺痈经验

洪教授根据多年临床经验，发现肺痈的病机主要为邪热郁肺，热郁是形成痰热瘀阻、化腐成痈的病理基础，临床中呈现以邪热盛实的证候为主，然脓疡溃后，或病势迁延，则可出现气阴耗伤或正虚邪恋之象。因此，对于肺痈的治法，洪教授认为当重点突出清热、排脓、化瘀、扶正，其中清热法应当贯穿治疗全程。

1. 清热

清热为肺痈的基本治法，分为清宣和清泻两方面。第一，清宣即清热宣肺，主要用于肺痈初期，相当于化脓性肺炎阶段。洪教授认为此阶段用药不宜过于寒凉，以防肺气郁遏，邪热内伏，迁延不解，故其常选用银花藤 30g，连翘 15g，鱼腥草 50g（后煎），抱石莲 30g，生麻黄 10g，桔梗 15g，生甘草10g，作为肺痈初期的基本方，若寒热交作则加北柴胡 20g，黄芩 10g，胸痛明显则加郁金 15g，瓜蒌皮 15g，咯痰不畅者则加浙贝母 10g。本方对截断病势发展有较强作用，方中麻黄不仅宣肺解表，亦可防止寒凉药物郁遏肺气，从而有利于邪热的消散，是为本方关键药物之一。第二，清泻即清泻肺热，主要用于成脓期及溃脓期的热毒壅盛阶段。在此阶段，洪教授认为用药当选效大力专的泻热消痈之品，从而利于炎症控制和痈脓消散。洪教授临床中常以黄芩 15g，鱼腥草 50g（后煎），野菊花 15g，败酱草 15g，虎杖 15g，蒲公英 30g，生大黄 10g（后煎）组成基本方，若寒热交作可加北柴胡 30g，若气急胸闷甚者可加葶苈子 15g，枳实 15g。本方量大药凉，易伤脾胃，必要时可酌加蔻仁、陈皮等健脾和胃之药。

2. 排脓

成痈化脓期最重要的治法即为排脓。洪教授认为影响肺痈疗效的主要原因为排脓不畅，因此有脓必排是本病的重要治疗原则。排脓之法有三：一为透脓，用于脓毒壅盛而排脓不畅者。常用穿山甲（用代用品）、皂角刺、金荞麦、桔梗等，其中桔梗用量应较大，15～30g。然溃脓期咯血量多者，则不宜用透脓药。二为清脓，即清除脓液之意，此法目的为加速脓液的清除以缩短病程，促进愈合。常用薏苡仁、冬瓜仁、桔梗、浙贝母、瓜蒌、桃仁等。三为托脓，主要用于溃脓期，气虚而无力排脓者可配合托脓法，常用生黄芪、党参或太子参等，然此法万不可在毒盛正不虚的情况下使用，否则非但无益，更会使病势加剧，而犯"实实"之戒。

3. 化瘀

肺痈溃脓期瘀象较为明显，故此阶段在清热、排脓的同时亦当重视化瘀。洪教授通过多年临床诊疗经验发现化瘀可改善肺部缺氧，促进血流通畅和脓液的排出，从而利于炎症的吸收和痈脓的消散。临床中洪教授常喜用丹皮、赤芍、卫矛、红藤、桃仁、郁金、三七等化瘀之品，但对于出血量多者，洪教授建议可改投花蕊石、生蒲黄、三七、藕节、茜草等化瘀止血药。

4. 扶正

在肺痈疾病后期或恢复期阶段，多见气阴两虚之证，少数亦可见阳气虚证。对此，洪教授认为治疗当以扶正之法为主，重在养阴补肺，亦不可忽视补脾。脾土为肺金之母，补脾可助肺益气，利于补肺生肌，促进脓疡的愈合。洪教授常选用养阴清肺汤合沙参麦冬汤加减治之，如有低热则加十大功劳叶、地骨皮，如咳甚者则加紫金牛、百部，如纳差者则加鸡内金、蔻仁，如胸闷痛者则加郁金、瓜蒌皮，而对于阳虚之象明显者，可选用补中益气汤合阳和汤加减。当然，对于脓毒未净、邪热未清者，仍需配合清热、排脓方药，切勿单纯补益，而使邪留难去，病情缠绵反复。

摘自：洪广祥. 中国现代百名中医临床家丛书——洪广祥. 北京：中国中医药出版社，2007：63 - 66.

名医邵长荣治疗肺痈经验

1. 初期重视清肺泻肝通腑

邵老认为肺痈初起之时病理特点多为风热侵袭表卫，邪热郁肺，正邪交争，此时主要表现为发热恶寒、咳嗽、胸痛、呼吸喘促等症状，易与风热感冒相混淆。然肺痈虽有恶寒发热，但其发热症状较重，多在39℃以上，呼吸道症状与发热多并见。此时可予蒲公英、鱼腥草、连翘、黄芩、鹿衔草等清热泻肺之品，多能有效缩短发热时间，明显缓解病势。"痈者壅也"，痰得气壅而易化火，因此当在清肺药中加入泻肝疏理药物，如桑白皮、地骨皮、柴胡等，气顺而火易消。此外，肺与大肠相表里，若兼见大便秘结、口渴喜饮等症，可用大黄、芒硝，并重用瓜蒌来清泻肠道，以助肺热从下而解，热散则肉不腐，痈难成。

2. 中期不忘凉血排脓消痈

肺痈中期，病势进一步入里，热毒内盛，伤及营血，症见壮热汗出、胸闷气急、咯吐腥臭脓血痰、口燥咽干、舌红苔黄腻、脉滑数。邵老认为成痈期的关键是尽快控制热势，而在清热解毒的同时若能配伍生地黄、丹皮、栀子、赤芍等凉血之品，则多能较快控制热势。且高热或过高热者当以水牛角粉为佳，或选温病"三宝"疗效可倍增。排脓法则主要用于成痈化脓期。邵老临床中常选用穿山甲（今用代用品）、皂角刺来消肿排脓，主要用于治疗痈肿初起或脓成不溃；选用祛痰之力强劲的桔梗来治肺痈咳吐脓血者，宽胸、清热、消痈之力较强的瓜蒌壳用于肺痈肿痛而未成脓者；亦喜用薏苡仁、冬瓜仁来清热化湿排脓；而在溃脓期若遇气虚无力排脓者亦可配合托脓之法，常用生黄芪来温养脾胃，益气生肌，助金托邪。然若在毒邪虽盛但正气不虚的情况下，托脓之法不可滥用，否则将事倍功半，甚者加重病情。邵老治疗肺痈除喜用《备急千金要方》苇茎汤来消痈排脓外，还常用如下之法：消痈散结，常选连翘、蒲公英、蚤休等；凉血消痈，常选丹皮等；清热消痈，常选芦根，芦根善清肺热，能理肺气，专治肺痈咳吐腥臭脓痰；解毒消痈，常用鱼腥草、红藤等；活血消痈，喜用桃仁破诸经之血瘀，去血中之坚，活血消痈。

3. 后期兼顾扶正

邵老亦认为肺痈后期当兼顾扶正，但切忌单纯补益，以免使邪留不去。如遇后期黄黏痰转白稀痰，迁延不愈且伴乏力、纳差、便溏，邵老常兼用六君子汤等来健脾化痰；而针对后期气耗阴伤者，邵老认为重在清养补肺，自拟三参养肺汤：太子参、玄参、沙参、黄芪、胡颓子叶、海蛤壳等，来养阴清肺。

摘自：邵长荣. 邵长荣实用中医肺病学. 北京：中国中医药出版社，2009：180－182.

（夏倩整理）

第六章　肺　痨

一、医案导入

国医大师洪广祥医案——肺脾气虚兼湿浊证

刘某，女，22岁，1999年11月27日入院。

患者于11月7日无诱因咳嗽，咯少许白痰，1周后右下胸痛，大笑时尤甚，11月19日发热，午后明显，体温最高达38.7℃。24日胸片：右侧胸腔积液。入院症见：咳嗽，咯少许白痰，午后潮热，胸闷，胸痛，纳差，夜寐尚安，二便平，舌红，苔腻白黄相兼，脉弦滑数。查体：右下胸廓饱满，语颤减弱，叩诊呈实音，呼吸音减弱。入院后查血沉50mm/h，OT实验阳性。B超：右胸腔大量积液。行胸穿术，抽出草黄色胸腔积液570mL。

二、启发思考题

1. 本病的中医诊断、分型是什么？
2. 请阐述本病的病因病机。
3. 肺痨的诊断依据？
4. 肺痨的辨证要点？
5. 肺痨和虚劳如何鉴别？
6. 请写出治法、方药（方名、药名、用量、用法）。

三、基本知识点

肺痨是最常见的一种慢性传染性疾病，发病率高，对社会危害大，临床以咳嗽、咯血、潮热、盗汗及身体逐渐消瘦等为特征。病情轻者，诸症间作，重者相继发生，或兼见并存。

肺痨相当于西医学中的肺结核，是肺病证中的常见病，中医治疗肺痨着眼于从整体上辨证论治，针对患者不同体质和疾病的不同阶段，采取与之相应的治疗方法。目前临床多结合抗痨西药治疗，可以收到标本兼顾、恢复健康的效果。

1. 病因

肺痨的致病因素主要有两个方面，一为感染痨虫，一为正气虚弱。痨虫和正气虚弱两种病因，可以相互为因。痨虫传染是发病不可缺少的外因，正虚是发病的基础，是痨虫入侵和引起发病的主要内因。《黄帝内经》云："两虚相得，乃客其形。"二者缺一不可作痨。

2. 病机

本病的发病部位，主要在肺。由于痨虫从口鼻吸入，直接侵蚀肺脏，可出现干咳、咯血等肺系症状。由于脏腑之间关系密切，肺病日久可以进一步影响到其他脏器，故有"其邪展转，乘于五脏"之说。其中与脾肾两脏的关系最为密切。

脾为肺之母，肺痨日久，子盗母气，则脾气亦虚，可伴见疲乏、食少、便溏等症，其甚者可致肺、脾、肾三脏同病。

肾为肺之子，肺虚肾失滋生之源，或肾虚相火灼金，上耗母气，则可见肺肾两虚，伴见骨蒸潮热、男子失精、女子月经不调等肾虚症状；若肺虚不能制肝，肾虚不能养肝，肝火偏旺，则见性情急躁，善怒，胁痛；肺肾阴虚，心火上炎还可伴有虚烦不寐、盗汗等症；如肺虚治节失司，血脉运行不畅，病及于心，可见喘、悸、肿、发绀等症。

本病病理性质的重点，以阴虚火旺为主，并可导致气阴两虚，甚则阴损及阳。肺喜润恶燥，痨虫蚀肺，肺体受损，首耗肺阴，而见阴虚肺燥之候。故朱丹溪概括痨瘵的病理为"主乎阴虚"。由于病情有轻重，病变发展阶段有不同，故病理转化演变不一。一般来说，初起病变在肺，肺体受损，肺阴亏耗，肺失滋润，故见肺阴亏损之候，继可导致阴虚火旺，如阴伤及气，甚则阴损及阳，则见气阴两虚，或阴阳两虚之候。

3. 辨证论治

（1）辨证要点

辨病理属性，区别阴虚、阴虚火旺、气虚的不同，掌握肺与脾、肾的关系。临床总以肺阴亏损为多见，如进一步演变发展，则表现为阴虚火旺，或气阴耗伤，甚至阴阳两虚。

（2）辨主症

临床应根据咳嗽、咯血、潮热、盗汗四大主症的主次轻重及其病理特点，结合其他兼症，辨其证候所属。

（3）治疗原则

补虚培元、抗痨杀虫为治疗肺痨的基本原则，根据体质强弱分别主次，尤需重视补虚培元，增强正气，以提高抗病能力。调补脏器重点在肺，并应注意脏腑整体关系，同时补益脾肾。治疗大法应根据"主乎阴虚"的病理特点，以滋阴为主，火旺者兼以降火，若合并气虚、阳虚见症者，则当同时兼顾。杀虫主要是针对病因治疗。正如《医学正传·劳极》所说："治之之法，一则杀其虫，以绝其根本，一则补虚，以复其真元。"

四、医案赏析

1. 国医大师洪广祥医案——肺脾气虚兼湿浊证

患者基本信息、就诊日期、发病情况及四诊信息详见上文"医案导入"。

中医诊断：悬饮。西医诊断：结核性胸膜炎并右侧胸腔积液。予以抗结核药（利福平、异烟肼、吡嗪酰胺、乙胺丁醇）治疗。12月1日夜间，患者出现呕吐频繁，吐出胃内容物，不能进食，食入即吐，伴头晕乏力，潮热（37.4℃），二便尚可，舌黯红，苔腻白黄相兼，脉弦滑，考虑为抗结核药引起的胃肠道反应，予以静脉点滴葡萄糖液、氨基酸，肌内注射甲氧氯普胺等药，患者仍干呕不止。12月4日余查房后认为：此为化疗药物之毒损伤脾胃所致，证属肺脾气虚，化疗药毒甚，治以补益肺脾，解毒。药用：西党参20g，白术10g，云苓15g，炙甘草10g，法半夏15g，陈皮10g，绿豆30g，苏叶30g，藿香15g，竹茹10g，白蔻仁10g，炒山楂15g，炒麦芽15g，银柴胡15g，地骨皮30g，丹皮10g。

服药3剂，呕吐停止，头晕减轻，潮热消失，体温36.7℃，舌黯红，苔白黄腻，脉弦滑。查体：右下肺呼吸音增强。复查B超：①右侧胸腔少量积液并粘连；②胸膜肥厚。继续在上方基础上调整服药，12月18日病情好转出院。出院后坚持服用抗结核药，未出现不良反应。

【按】以异烟肼和利福平为标志的化学药治疗的发展，现已形成比较完整而成熟的防治技术措施，并使结核病的流行和临床状况显著改观。由于肺结核的治疗须全程、规律、联合，而这些药物或对肝功能有损害，或对肾功能有影响，特别是一部分患者服药后出现不同程度的胃肠道反应，导致无法坚持服药，从而影响整个疗程的完成，使结核病的控制出现困难。如何发挥中医药的优势，最大限度地减轻或消除抗结核药的毒副作用，成为目前中医药学者的又一研究课题。异烟肼、利福平等一系列化疗药物的出现只是近几十年的事，因此要从中医古籍上找到现成的减轻抗结核药毒副反应的药物并非易事。国医大师洪广祥教授根据绿豆、甘草均能解巴豆、乌头等药毒的原理，合用二味，以解化疗药之毒，疗效显著。诚如《本草图经》所云："绿豆解百药毒，尝试不效，乃加甘草为甘豆汤，其验更速。"除此之外，洪教授常配合土茯苓、升麻等，以增强解毒之功。化疗药毒易伤脾胃，脾胃伤，则湿浊易生，升降失调，故解毒必须不忘护脾胃，治以芳香化浊，醒脾和胃。用苏叶、佩兰、藿香、蔻仁、麦芽、山楂之属，使脾胃之气渐盛，正气渐强，与抗结核药结合，能有效地提高"补虚杀虫"的效果。中医药治疗结核病的重点是补虚培本，重在减轻甚至消除抗结核药的毒副反应，改善患者正虚体质，提高抗结核病能力，增强抗结核药的敏感性。

2. 国医大师洪广祥医案——气阴两虚证

章某，女，36 岁，1968 年 9 月 13 日初诊。

患者于 1965 年因慢性干咳、低热兼有咯血，经检查发现右上肺浸润型肺结核，体内有空洞存在，服抗痨药近 6 个月而终止服药。于 1968 年 9 月 12 日又突然咯血，急诊时咯血量 500～600mL，血色鲜红，当即住院，入院后仍反复咯血，最多一天量有数百毫升，痰菌阴性。

会诊所见，患者咯血不止，色鲜红量多，低热盗汗，咳嗽气促，午后两颧鲜红如涂胭脂，口舌干燥，便秘尿赤，面色㿠白，舌质淡黯而嫩，脉象细弦数，左关弦象突显，证属木火刑金，肺络损伤，气阴两虚，谨防气随血脱，急宜柔肝镇逆，泻火宁络，益气养阴为治。

生地黄 30g，白芍 15g，旋覆花 10g（布包入煎），代赭石 30g（先煎），制大黄 10g，炒栀子 10g，茜草炭 20g，炒蒲黄 15g，侧柏炭 20g，旱莲草 30g，西洋参 10g（另蒸），麦冬 30g，五味子 10g，三七末 6g（分冲）。7 剂，每日 1 剂，水煎服。

二诊：药后咯血渐少，7 天后咯血消失，大便通畅，余症亦见明显改善。仍宗上方合百合固金汤加减调理，住院月余，病情稳定出院。

【按】本案为肺结核病并咯血，属中医学咯血证。肺结核咯血的病机和一般"血证"是有区别的。其病变既反映在肺，又与机体脏腑、经络、气血、阴阳的失衡有关。阴虚阳亢，气火上逆是其基本病机。忿怒动火，郁结动气是诱发咯血的重要诱因。从经络理论来说，足少阴肾经直行者：从肾上行，穿过肝和膈肌，入肺中，循喉咙，夹舌本。肾为十二经之本，其脉通于心肺；肾阴不足，则水不济火，火烁肺金，故其病多咳唾见血，气急心烦。足厥阴肝之脉，夹胃，属肝，络胆，上贯膈，布胁肋，循喉咙；其支者，复从肝别贯膈，上注肺，故肝火、肝气上逆，每致肺损血溢。故肺结核咯血的基本病理为"阴虚阳亢，气火上逆，肺伤血溢"。因此滋阴降火，平冲降逆是其基本治法。由于结核病活动期易出现反复咯血，离经之血又易成瘀，瘀血不去，不仅易致血不归经，而且加重反复出血，同时也会影响结核病灶的吸收和空洞的愈合。所以"化瘀止血"法要始终贯穿止血用药全过程。"化瘀止血"是中医药止血的一大优势。本案用药遵循了上述用药思路和经验，注意辨病与辨证相结合，从而达到了快速止血和减少反复的双赢效果。

咯血之症，古人认为与"气""火"有关。肺结核咯血的起因，也不外乎"气"和"火"。因此，治疗咯血也应抓住

"气""火"两个环节。肺结核咯血，凡因火盛迫血妄行者，可以清火为先，火清则血凉络宁。然火有虚实之分，应遵循辨证施治之原则正确辨证施药，才能提高疗效。但肺结核咯血总属本虚标实，大咯血病情迅猛，危及生命，固当"急则治其标"。咯血停止后，仍需"缓则治其本"，才能杜绝后患，防止复发。

3. 国医大师朱良春医案——气阴两虚、痰热壅肺证

范某，男，40岁，1985年春节就诊。

自述因咳嗽，痰带血丝，疲劳短气，动则自汗，夜间盗汗，连续发热数月，中西药屡屡未效，入住某医院。经 X 线摄片证实右上肺有大空洞两处，最大 2.0cm×5.0cm，并见散在絮状阴影多处，痰液化验有抗酸杆菌，诊为空洞型肺结核。6 年来迭用各种抗结核西药，未见显著效果。此次住院治疗又用最新抗结核药和激素月余未效，故来诊治。症状简述：咳嗽胸痛，食欲缺乏，恶寒便秘，上午体温 37.8℃，日晡时体温 38.5～39℃，形瘦神疲，舌嫩红，苔薄白无津，脉弦细数。证属气阴两虚，痰热壅肺。投保肺丸一料，嘱日服 2 次，每服 10g。另予外敷肺痨膏 30 张，嘱轮敷肺俞穴和膻中穴，配合地榆葎草汤。共服汤丸 20 天，体温正常，诸症状好转。转投芪术黄精六味汤。

处方：生黄芪 30g，生白术 15g，炙黄精 30g，生地黄 20g，怀山药 35g，山茱萸、牡丹皮各 20g，茯苓 30g，土鳖虫 10g，川黄连 2g。每日 1 剂。水煎服。

配合保肺丸，外敷肺痨膏，3 个月后复查，肺空洞基本闭合，絮状阴影消失。停用汤剂、外敷膏药，单投保肺丸一料以善其后，再嘱愈后守服参苓白术 1 年以巩固和康复，追访至今无复发。

【按】朱师之"保肺丸"中胎盘和黄精同用，熔甘温、甘

凉于一炉，相互监制。妙用温良并用，兼培阳土、阴土，平
调培土以生金。方用土鳖虫活血散瘀，穿透厚壁空洞，推陈
致新，配合白及补肺泄热，敛肺止血，逐瘀生新，消肿生
肌；首乌制用能滋补肝肾，李时珍谓其功在地黄、天冬之
上。紫河车大补气血，《本草经疏》谓其"乃补阴阳两虚之
药，有返本还元之功"，性虽温而不燥，有疗诸虚百损之功
能，现代药理研究证明其含有多种抗体及脑垂体激素，能诱
生干扰素以抑制多种病毒。其扶正祛邪排毒之力远胜于"十
全育金汤"中之野台参。百部杀虫而不耗气血，最有益于
人，《滇南本草》谓能"润肺，治肺热咳嗽，消痰定喘，止
虚痨咳嗽，杀虫"。现代药理研究证明其抗多种病菌且抑制
结核杆菌。生地榆清热凉血，护胃抗痨，收敛止血。肺结核
即肺痨，多有潮热盗汗、咳嗽、咯血等阴虚火旺症状，生地
榆对肺结核之潮热尤有卓效，朱师谓其微寒而不凝，性涩而
不滞，止血尚能行血，敛热又可化瘀。葎草散结除蒸，擅退
虚热，对肺结核之低热，或谓痨热，朱师尤喜用之。黄精功
能补五脏润心肺，填精髓，强筋骨，并有抗菌降压的作用，
现代药理研究证明其对结核杆菌及多种真菌均有抑制作用，
对肺结核之痨咳潮热尤有著效，临床体会对耐药性强的肺结
核病例，或用抗痨西药治愈的肺结核后遗症有卓效。"地榆
葎草汤"配合使用在长期服抗痨西药而连续发热数月不退
者，意在补"保肺丸"药量之不足，乃有调正、平衡、汤丸
互补之意，要知此类长期发烧、朝轻暮重的病例，必须停服
一切抗痨西药，才能收到理想的退热效果。纵观保肺丸之功
效：一则杀其虫以绝其根本，二则补其虚以复其真元，三则
散其结瘀而生肌弥洞。

　　摘自：朱建平，马旋卿，强刚，等．朱良春精方治验实录
[M]．北京：人民军医出版社，2010：13－15.

4. 国医大师周仲瑛医案——肺虚阴伤，热毒瘀肺证

郭某，女，51 岁，2002 年 3 月 11 日初诊。

患者于 2002 年 1 月 25 日开始发热，开始诊断为"上呼吸道感染"，用抗生素治疗 10 天热仍不退，后于某胸科医院查胸部 X 片确诊为"左上肺结核"，用抗痨西药 1 月副反应重，出现面部红赤、皮疹、恶心等而不愿再用抗痨药，遂转求中医诊治。现口干多饮，舌苔薄腻，脉细。证属肺虚阴伤，热毒瘀肺。治宜养阴润肺，清热解毒，化瘀散结。

处方：功劳叶 10g，白薇 12g，地骨皮 12g，南北沙参（各）12g，大麦冬 10g，平地木 20g，制黄精 12g，生甘草 3g，炒黄芩 10g，炙桑皮 10g，猫爪草 20g，炙百部 12g，瓜蒌皮 10g。10 剂，常法煎服。

二诊（2002 年 3 月 22 日）：自觉症状平稳，偶见咳嗽胸闷，咯痰不多，口稍干，背部隐痛，食纳良好，舌苔薄黄腻，舌质黯，口唇黯紫，脉细弦。证属肺虚络瘀，气阴两伤。处方：南北沙参（各）12g，大麦冬 10g，太子参 10g，猫爪草 20g，泽漆 10g，炙百部 10g，制黄精 10g，平地木 20g，炮山甲 5g（先煎），炒黄芩 10g，煅牡蛎 20g（先煎），白及 10g，羊乳 15g，片姜黄 10g。14 剂。

三诊（2002 年 4 月 5 日）：胸片检查提示左上肺结核，经治病灶基本趋向好转稳定，无痰，口干不显，胸不闷，纳佳，苔薄黄腻，舌质红，脉细滑。守 3 月 22 日方去片姜黄，加川百合 12g，炙桑白皮 10g，改炙百部为 15g，28 剂。

四诊（2002 年 5 月 16 日）：近况平稳，仅咽部悬雍垂经常下垂，有梗塞不舒感，余无明显不适，舌苔黄，舌质黯。脉细滑。查咽后壁淋巴滤泡增生。3 月 22 方去炮山甲、片姜黄，改泽漆为 15g，炙百部为 15g，加川百合 12g，锦灯笼 5g，生黄芪 12g，失笑散（包煎）10g。21 剂。

五诊（2002 年 6 月 11 日）：复查胸片示右上肺病灶趋向吸收，无胸痛、发热、咳嗽等症，稍有胸闷，呼吸不畅，脉小弦滑。证属肺虚络损，气阴两伤。处方：南北沙参（各）12g，麦冬 10g，炙百部 15g，平地木 20g，羊乳 15g，牡蛎 25g，炮山甲（先煎）10g，白及 10g，炒黄芩 10g，丹参 12g，猫爪草 20g，泽漆 12g，川百合 12g，制黄精 10g，太子参 10g，生黄芪 12g。21 剂。

一直服上药治疗。2002 年 9 月 10 日查胸片提示肺结核经治病灶已愈。多次痰找结核菌显示为阴性。

【按】肺结核为中医"风、痨、鼓、膈"四大难症之一，自西医发明抗痨药以来，中药治疗肺结核似已是穷途末路，鲁迅的文章《药》中云要以人血馒头入药更是成了某些别有用心者讥讽中医的"有力依据"。中医真的不能治疗结核病吗？有了西药抗痨药，就真的不需要中医治疗肺结核了吗？非若是也，是案即是明证。患者诊为肺结核，但服抗结核药出现严重副反应而无法耐受再服，遂求周老诊治。周老根据中医治疗肺痨"补虚培元，抗痨杀虫"原则，施以养阴润肺、清热解毒、化瘀散结之法，药用南北沙参、麦冬、百合养阴润肺，黄芩清肺化痰解毒，白薇、地骨皮、功劳叶清降虚火，猫爪草、泽漆、百部化痰散结，穿山甲、失笑散活血化瘀散结，太子参、黄芪益气养阴，诸药合用，共奏扶正补虚、解毒活血之功。由于施治得法，虽未服抗痨药，结核病灶也获愈合。

周老指出，西药抗痨药总体来说抗痨作用明显，但对那些无法耐受抗痨药副反应、肝肾功能不全、对抗痨药物过敏或已有耐药性的患者，仍需运用中医中药进行治疗。如果在用抗痨药时，能同时配合中医中药则更可尽快改善症状，减轻抗痨药的毒副反应，提高患者生活质量。由此可见，中医中药在结核病的治疗中仍有用武之地，人类要征服结核病离不开中医中药。

摘自：陈四清．周仲瑛医案从阴虚毒瘀治疗肺结核 [J].
江苏中医药，2005，26（3）：33.

五、名家经验

不同医家治疗肺痨的经验

董平：以止血饮为主方，若能进行适当辨证加减，不仅对
于肺结核引起的大咯血有良好的快速止血效果，即对于支气管
扩张引起的大咯血也有很好的止血作用。鲜地黄 60g，黄芩
9g，黑山栀 9g，大蓟 9g，小蓟 9g，旱莲草 9g，熟大黄 9g，生
赭石 30g（先煎），生龙骨 30g（先煎），生牡蛎 30g（先煎），
仙鹤草 12g，炒蒲黄 9g，茜草炭 6g，阿胶 9g（烊化），三七粉
6g（分 2 次吞服）。煎服，每日 1 剂，分 2 次服；重症每日 2
剂，分 4 次服。便秘者，熟大黄改为生大黄；火盛者，加知
母、生石膏；血热极者，加水牛角粉（冲服）、青皮或紫雪丹
4～6g（冲服）。

摘自：李文亮，齐强．千家妙方（上册）[M].北京：战
士出版社，1982：60－61.

朱良春：治疗肺结核，取张锡纯攻补兼施治痨瘵的"十
全育金汤"和张仲景治干血痨的"大黄䗪虫丸"之意，创制
"保肺丸"，自 20 世纪 70 年代始治疗各型肺结核屡收卓效，又
创"地榆葎草汤""外敷肺痨膏"配合"保肺丸"治疗，颇
能提高疗效。保肺丸由土鳖虫、紫河车各 120g，百部 180g，
制首乌、白及各 450g 共碾粉末，另以生地榆、葎草、黄精各
180g，煎取浓汁泛丸烘干或晒干，每服 9g，日 2～3 次，在临
床中遇长期发热者配合"地榆葎草汤"（由生地榆、怀山药各
30g，青蒿子、葎草各 20g，百部 15g，甘草 6g 组成，日 1 剂

水煎服）。如属顽固性肺结核或空洞，配合"外敷肺痨膏"（由干蟾皮、壁虎、乳香、没药、蜈蚣共粉碎，搅入市售之外科黑膏药肉内，用软猪皮废角料做成膏药备用，用时微火烘软，敷在肺俞、膻中等穴，3 天一换）。

摘自：朱建平，马旋卿，强刚，等．朱良春精方治验实录［M］．北京：人民军医出版社，2010：13－15.

邓铁涛：用"六味地黄汤"加高丽参治肺结核病长期失眠，3 剂治愈，乃典型的气阴两虚肺结核病治法和用药，患者失眠乃阳气浮越，夜不交于阴所致。

摘自：邓铁涛．跟名师学临床系列丛书：邓铁涛［M］．北京：中国医药科技出版社，2010：125－126.

张锡纯：治痨瘵有"一味薯蓣饮"。张锡纯指出："山药能滋阴，又能利湿，能滑润又能收敛。是以能补肺补肾，兼补脾胃。"一味薯蓣饮，治劳瘵发热，或喘或嗽，或自汗，或心中怔忡，或因小便不利，致大便滑泄，及一切阴分亏损之证。生怀山药120g，切片，煮汁两大碗，以之当茶，徐徐温饮之。

摘自：张锡纯．医学衷中参西录［M］．太原：山西科学技术出版社，2010：18－19.

成都中医药大学学生主办的《中医学与辩证法》2000 年第 1 期，第 1 篇文章是江秀成先生的《托毒固金汤加减治疗51 例顽固性肺结核临床报道》。该文指出：将抗痨药与中药有机地结合，分别展示出中、西医治疗之长，中药不仅减轻了抗痨药的毒副作用，同时提高了抑菌、杀菌之效力，促进病灶吸收和损害组织的修复，为顽固性肺结核的治疗探索出新途径。这一报道共观察病例51 例，空洞型肺结核共 16 例（其中厚壁空洞10 例）。该文评述一典型病例，西医认定患者没有完全康复的可能，即使康复其空洞不可能闭合。但经 18 个月的抗痨与中药托毒固金汤加减治疗，厚壁空洞愈合了。3 年追踪，陈旧病灶未见异常。四川大学华西医院教授、全国著名结核病专家段荫乔教授评价此病例说："结核病的控制是西药的效应，使抗痨药能穿透厚壁和提高机体的免疫力，促进空洞闭合应归功于中药的治疗。"作者认为培土生金法是提高临床疗效的有力保证；软坚托里透毒为厚壁空洞的治疗开辟了新的途径；止血固脱是修补空洞的又一基础。他们的托毒固金汤组方为：黄芪 50～100g，生地黄、大枣、牡丹皮、当归、川芎、山茱萸各 20g，白术 15g，茯苓、山药、麦冬各 30g。可据证加减化裁，1 个月为 1 个疗程。

摘自：邓铁涛. 肺结核之治 [J]. 新中医，2000，32 (10)：11－12.

（吴亚辉整理）

第七章　肺　胀

一、医案导入

国医大师洪广祥医案——宗气虚衰，痰瘀伏肺证

丁某，男，74 岁，2010 年 6 月 1 日初诊。

诉胸闷气喘，动则加重，气短难续，呼吸困难，喉间痰鸣，咯痰难出，咯少量白黄黏痰，易汗出，神疲乏力，倦怠，纳减，大便 2 ~ 3 次/日，不成形，乏力，怕冷明显，舌质黯红，苔白腻略黄，脉虚弦滑。听诊：双肺呼吸音减弱。

二、启发思考题

1. 本病的中医诊断、分型是什么？
2. 请阐述本病的病因病机。
3. 试述肺胀的辨证要点。
4. 肺胀与哮病、喘证有何区别和联系？
5. 在肺胀的病机演变中，其主要病机特点是什么？贯穿其始终的关键是什么？
6. 请写出治法、方药（方名、药名、用量、用法）。
7. 试述肺胀的辨证分型及其代表方？

三、基本知识点

肺胀是多种慢性肺系疾患反复发作，迁延不愈，导致肺气胀满，不能敛降的一种病证。临床表现为胸部膨满，憋闷如塞，喘息上气，咳嗽痰多，烦躁，心悸，面色晦黯，或唇甲发绀，脘腹胀满，肢体浮肿等。严重者可出现神昏、惊厥、出血、喘脱等危重证候。

1. 病因病机

本病的发生，多因久病肺虚，痰瘀潴留所致，每因复感外邪诱使本病发作加剧。

肺病迁延肺胀多见于内伤久咳、久喘、久哮、肺痨等慢性肺系疾患，迁延失治，逐步发展所致，是慢性肺系疾患的一种归宿。因此，慢性肺系疾患也就成为肺胀的**基本病因**；六淫既可导致久咳、久喘、久哮、支饮等病证的发生，又可诱发加重这些病证，故感受外邪应为肺胀的病因；肺胀患者虽可见于青少年，但终归是少数，而以年老患者为多。年老体虚，肺肾俱不足，体虚不能卫外是六淫反复乘袭的基础，感邪后正不胜邪而病益重，反复罹病而正更虚，如是循环不已，促使肺胀形成。

病理因素有痰浊、水饮、瘀血、气虚、气滞，它们互为影响，兼见同病。痰饮的产生，初由肺气郁滞，脾失健运，津液不归正化而成，渐因肺虚不能布津，脾虚不能转输，肾虚不能蒸化，痰浊潴留益甚。痰、饮、湿（浊）同属津液停积而成。痰饮水浊潴留，其病理是滞塞气机，阻塞气道，肺不能吸清呼浊，清气不足而浊气有余，肺气胀满不能敛降，故胸部膨膨胀满，憋闷如塞。痰浊水饮亦可损伤正气和妨碍血脉运行。气虚气滞的形成，因气根于肾，主于肺，本已年老体虚，下元虚愈，加之喘咳日久，积年不愈，必伤肺气，反复发作，由肺及肾，必致肺肾俱虚。肺不主气而气滞，肾不纳气而气逆，气机当升不升，当降不降，肺肾之气能交相贯通，以致清气难入，浊气难出，滞于胸中，壅埋于肺而成肺胀。瘀血的产生，与肺肾气虚，气不行血及痰浊壅阻，血涩不利有关。瘀血形成后，又因瘀而滞气，加重痰、气滞塞胸中，成为肺胀的重要病理环节。

由此可见，肺胀的**病理性质**多属标实本虚。标实为痰浊、水饮、瘀血和气滞，痰有寒化与热化之分；本虚为肺、脾、肾气虚，晚期则气虚及阳，或阴阳两虚。其基本病机是肺之体用俱损，呼吸功能错乱，气壅于胸，滞留于肺，痰瘀阻结肺管气道，导致肺体胀满，张缩无力，而成肺胀。如内有停饮，又复感风寒，则可成为外寒内饮证。感受风热或痰郁化热，可表现为痰热证。痰浊壅盛，或痰热内扰，蒙蔽心窍，心神失主，则意识蒙眬、嗜睡，甚至昏迷；痰热内闭，热邪耗灼营阴，肝肾失养，阴虚火旺，肝火夹痰上扰，气逆痰升，肝风内动则发生肢颤、抽搐；痰热迫血妄行，则动血而致出血。亦可因气虚日甚，气不摄血而致出血。病情进一步发展可阴损及阳，阳虚不能化气行水，成为阳虚水泛证；阳虚至极，出现肢冷、汗出、脉微弱等元阳欲脱现象。

2. 辨证要点

辨标本虚实：肺胀的本质是标实本虚，要分清标本主次，虚实轻重。一般感邪发作时偏于标实，平时偏于本虚。标实为痰浊、瘀血，早期以痰浊为主，渐而痰瘀并重，并可兼见气滞、水饮错杂为患；后期痰瘀壅盛，正气虚衰，本虚与标实并重。

辨脏腑阴阳：肺胀的早期以气虚或气阴两虚为主，病位在肺、脾、肾；后期气虚及阳，以肺、肾、心为主，或阴阳两虚。

3. 治疗原则

根据标本虚实，分别选用祛邪扶正是本病的治疗原则。一般感邪时偏于邪实，侧重祛邪为主，根据病邪的性质，分别采取祛邪宣肺（辛温、辛凉），降气化痰（温化、清化），温阳利水（通阳、淡渗），活血化瘀，甚或开窍、息风、止血等法。平时偏于正虚，侧重以扶正为主，根据脏腑阴阳的不同，分别以补养心肺，益肾健脾，或气阴兼调，或阴阳兼顾。正气欲脱时则应扶正固脱，救阴回阳。祛邪与扶正只有主次之分，一般相辅为用。

四、医案赏析

1. 国医大师洪广祥医案——宗气虚衰，痰瘀伏肺证

患者基本信息、就诊日期、发病情况及四诊信息详见上文"医案导入"。

诊疗经过：

方选补中益气汤＋温阳护卫汤＋千缗汤＋黄芩、金荞麦根、沉香、苏子、石见穿、泽漆。

生黄芪30g，白芍10g，党参30g，生姜3片，白术10g，大枣6枚，炙甘草6g，补骨脂15g，陈皮15g，胡芦巴10g，当归10g，小牙皂6g，升麻10g，法半夏10g，柴胡10g，黄芩10g，防风10g，金荞麦根20g，桂枝10g，苏子10g，石见穿20g，沉香末5g，泽漆15g。14剂，水煎服，日一剂，早晚分服。

二诊（2010年6月13日）：咯白黄黏痰，不易咯出，咳嗽减轻，稍动则气促，生活尚能自理，神疲乏力，口稍干，纳差，胃脘胀痛，大便不畅，有时不成形，2~3次/日，双下肢时

有肿胀，唇绀，形体消瘦，舌质红黯，苔白黄微腻，脉弦滑数。

补元汤 + 生脉散 + 泽漆汤 + 真武汤 + 葶苈子、牡荆子、青皮。

生黄芪 30g，锁阳 15g，桂枝 10g，党参 10g，山茱萸 15g，白前 10g，白术 10g，北沙参 30g，法半夏 10g，升麻 10g，麦冬 15g，熟附子 10g，柴胡 10g，五味子 10g，白芍 10g，陈皮 10g，泽漆 15g，生姜 3 片，当归 10g，石见穿 20g，葶苈子 20g，炙甘草 10g，黄芩 10g，牡荆子 15g，茯苓 15g，青皮 15g。7 剂，水煎服，日一剂，早晚分服。

【按】患者神疲乏力，胸闷气促，动则加剧，气短难续，纳减，舌质黯红，苔白腻略黄，脉虚弦滑。患者表现为宗气虚衰现象，且患者有明显怕冷等卫阳不足的表现，故予补中益气汤合温阳护卫汤，补中益气，固护卫阳；患者咯痰难出，咯少量白黄黏痰，胶痰顽痰不易出，加用千缗汤清热涤痰。二诊患者兼有肾阳不足，水饮内停，且患者神疲乏力，伴口干等气阴亏虚症状，在补益宗气的同时加用真武汤、生脉散、泽漆汤温阳利水，益气养阴，逐水消饮，泻肺平喘。

2. 张元兵主任中医师医案——痰热蕴肺证

闵某，男，67 岁，2020 年 5 月 6 日初诊。

反复咳嗽、气喘 5 年，再发伴加重 3 天。现症见：胸闷气喘，活动后加重，咳嗽，咳吐黄浓痰，每日 10 余口，不易吐出，无痰中带血，无发热恶寒，口干欲冷饮，口苦，无头晕头痛，无腹部不适，纳食可，寐可，二便平，舌质红，苔黄腻，脉弦滑。

炙麻黄 6g，白果 8g，法半夏 10g，款冬花 10g，桑白皮 10g，杏仁 10g，石膏 30g，葶苈子 15g，甘草 6g，北沙参 10g，芦根 15g，浙贝母 10g，金荞麦根 20g。5 剂，水煎服，日一剂，早晚分服。

二诊：服上方后咳嗽、胸闷气促较前缓解，咳吐黄白痰，痰仍不易吐出，口干，纳食可，寐可，二便平，舌质红，苔黄腻，脉滑。

炙麻黄 6g，白果 8g，法半夏 10g，款冬花 10g，桑白皮 10g，杏仁 10g，石膏 30g，苏子 10g，甘草 6g，黄芩 10g，浙贝母 10g，礞石 20g，麦冬 10g，五味子 10g。5 剂，水煎服，日一剂，早晚分服。

后回访诉痰易出，吐少量白痰，胸闷气促缓解。

【按】患者咳嗽，吐黄浓痰，不易吐出，口干苦，舌红苔黄腻等，此为痰热蕴肺等表现。痰热阻肺，肺气宣降失常，故感胸闷气促，热伤津液而口干欲饮。故予定喘汤宣肺平喘，清热化痰。患者口干，故加用芦根、北沙参清热生津，加用浙贝母、石膏、金荞麦根加强清热化痰之效，葶苈子宣肺平喘。二诊时患者咳嗽、咳痰较前减少，但痰仍不易出，口干苦。继予定喘汤宣肺平喘，清热化痰，加礞石、苏子增强清热痰之效，麦冬润肺生津，五味子生津止渴，敛肺止咳。

3. 张元兵主任中医师医案——太阳阳明合病夹饮证

万某，男，70 岁，2020 年 12 月 18 日初诊。

反复咳嗽、气喘 2 年余，再发并加重 4 天。现症见：咳嗽、咳痰，痰白量多，以早晨为甚，活动后胸闷气喘，休息时缓解，流清涕，闻及刺激性气味明显，平素活动后易自汗出，口干欲温饮，无头痛头晕，无胸痛及咯血，无腹胀，纳食可，睡眠一般，小便可，大便偏干，1 日一行，舌质红，苔白腻，脉浮弦滑。查体：双肺呼吸音减弱。

射干 10g，麻黄 6g，细辛 3g，姜夏 15g，蜜紫菀 10g，蜜款冬花 10g，醋五味子 10g，生姜 5g，大枣 5g，甘草 6g，石膏 30g。5 剂，水煎服，日一剂，早晚分服。

二诊：患者胸闷气喘缓解，咳嗽、痰量减少，仍易自汗出，无头痛头晕，无胸痛及咯血，无腹胀，纳食可，睡眠一般，小便可，大便偏干，1日1行，舌质淡红，苔白腻，脉弦滑。

黄芪20g，白术10g，醋五味子10g，熟地黄8g，紫菀10g，桑白皮10g，款冬花10g，炒紫苏子10g，太子参10g。14剂，水煎服，日一剂，早晚分服。

【按】一诊时患者咳嗽，晨起温度低时加重，流清涕，脉浮，太阳表证症状存在。口干，大便干，舌质红，为阳明里热。咳喘、咳痰，痰白量多，胸闷，为饮甚。故辨证为太阳阳明合病夹饮证，治疗上予射干麻黄汤加石膏治疗。胡希恕曾云："表不解则气不得旁通，壅滞于肺，故咳而上气……"二诊时患者表证已解，咳喘已平。洪广祥教授认为气阳虚为本病本虚，二诊时患者仍有自汗出等现象，故在止咳化痰之品中加入黄芪、太子参、白术益气温阳，补益肺脾。

4. 国医大师洪广祥医案——阳虚瘀滞，寒饮伏肺证

陈某，男，66岁，1989年12月28日初诊。

患咳喘症20余年，遇寒或劳累则发作频繁，多次住院或门诊中西医治疗，病情未能控制，某西医院确诊为慢性阻塞性肺疾病、肺源性心脏病。前一周因感受风寒而引发急性加重，经西医抗感染治疗及对症治疗效果不明显，并拒绝住院治疗。经友人介绍来门诊接受中医药治疗。症见咳嗽频作，咳吐白色泡沫稀痰，日达数十口，喉间痰鸣，喘憋甚难以平卧，颜面及下肢微浮肿，形寒肢冷，面色黯，舌质黯红带紫，舌苔白厚腻，脉象弦滑，左寸虚细，右寸弦滑细，左关弦滑。

证属阳虚瘀滞，寒饮伏肺。

麻黄附子细辛汤合苓桂术甘汤加减。

生麻黄10g，炮附子10g，细辛5g，炙甘草10g，桂枝10g，炒白术15g，茯苓30g，葶苈子15g，桃仁10g，益母草

30g，陈皮 15g，青皮 15g。7 剂，水煎服，日一剂，早晚分服。

二诊，服药后诸症悉减，患者高度赞许中医药的神奇疗效，原方加生黄芪以补益肺脾。7 剂，水煎服，日一剂，早晚分服。

三诊，患者生活已能自理，痰量已减 5/6，浮肿消除，饮食增加，精神明显好转，唯动则气短，不耐烦劳，舌质黯红，苔白淡黄腻，脉虚弦滑，已进入稳定期。改用补中益气汤合苓桂术甘汤、桂枝茯苓丸加减调理。

【按】患者病程日久，久病及肾，损伤肾阳，故有颜面及下肢水肿，形寒肢冷，面色黯。病情加重由外邪引触，患者咳吐白色泡沫痰等为里饮表现，故用苓桂术甘汤温阳化饮。舌质黯红带紫，表明患者瘀血严重，治痰治瘀以治气为先，故加入青皮、陈皮行气化瘀，在后续稳定期中洪广祥教授认为肺气虚必宗气生成不足，宗气虚进而影响瘀血的产生，故在三诊中以补益宗气兼与活血化瘀善后。

5. 兰智慧主任中医师医案——肺肾阴虚证

章某，男，82 岁，2019 年 8 月 10 日首诊。

患者既往有慢性阻塞性肺疾病、肺源性心脏病病史数年，平素自服噻托溴铵、班布特罗、孟鲁司特控制病情（具体不详）。现胸闷气喘，活动后加重，咳嗽，咯白脓痰，约 10 口/日，痰不易咯出，咽稍干，咽中异物感，无咽痒咽痛，觉口干苦，饮温水后缓解，怕寒热，不易汗出，感稍乏力，无发热，无鼻塞流涕，腹胀，大便 1～2 日一行，质干难解，夜尿频，量少，纳食可，夜寐流涎，舌黯红，苔薄少，脉细沉。查体：T 36.5℃，P 70 次/分，Bp 120/78mmHg，体型适中，五官无畸形，气管居中，胸廓对称；心脏听诊未闻及病理性杂音，双肺呼吸音（－）。

证属肺肾阴虚，气失摄纳。

处方：都气丸加减。用药：熟地黄15g，茯苓15g，山药20g，泽泻10g，丹皮10g，山茱萸15g，五味子6g，补骨脂6g，川贝母5g，白术10g。14剂，水煎服，日1剂。

二诊：诉药后气喘较前减轻2/3，无咳嗽，咯少量白色脓痰，痰不易咯出，口干口苦，无咽痒咽痛，无胸闷胸痛，怕冷，喜温饮，腹胀便秘，大便2～3日一行，质偏干结，小便频数，夜尿4～5次，纳食可，夜寐一般，舌黯红，有瘀点及裂纹，苔少，脉沉细。双肺听诊：双肺呼吸音低。

处方：守上方，去山茱萸、补骨脂、川贝母、白术，加生地黄、肉苁蓉、玄参。用药：熟地黄15g，生地黄15g，茯苓15g，泽泻10g，山药20g，丹皮10g，五味子6g，肉苁蓉10g，玄参10g。14剂，水煎服，日1剂。

三诊：诉药后气喘较前明显好转，但降温时感胸闷气憋，无咳嗽，自觉咽喉有痰不易咯出，无咽痒咽干痛，无口干口苦，纳寐可，大便2～3日一行，小便平，舌红黯，苔薄黄，脉沉细。双肺听诊：双肺呼吸音低。

处方：补肺汤合生脉散加减。用药：生黄芪15g，太子参15g，紫菀10g，桔梗10g，杏仁10g，五味子6g，麦冬10g，川贝母5g，瓜蒌仁15g，炙甘草6g，苏叶15g，沉香3g。7剂，水煎服，日1剂。

【按】《灵枢·胀论》言："肺胀者，虚满而喘咳。"认为肺胀的病机在于虚，证候表现以胸满、喘咳为主。本案患者年老体弱，素有慢性阻塞性肺疾病、肺源性心脏病病史数年，久病肺虚，卫外不固，而外感六淫常为肺胀发病的诱因，尤以风寒之邪常见。本案患者肺肾两虚，肺不主气，肾不纳气，故胸闷气喘，动辄尤甚，夜尿频，夜寐流涎；痰浊犯肺，肺失宣降，故咳嗽，咯白脓痰；肺肾阴虚，虚火上炎，故咽干口干，痰不易出；子盗母气而肺脾气虚，运化失职，且肺与大肠相表里，肺气虚则不能推动大肠传导功能，大肠传导无力，故见腹胀不舒，大便质干难解，人感乏力；舌黯红，苔薄少，脉沉细亦为肺肾阴虚之象。综合辨证，当属肺肾阴虚，气失摄纳，治宜补肺益肾，滋阴纳气，方以都气丸加减，加补骨脂以补肾纳气平喘，川贝以润肺化痰止咳，白术以健脾益气。二诊，气喘较前明显改善，无咳嗽胸闷，痰少难咯，畏寒，喜温饮，口干口苦，便秘尿频，舌黯红苔少，此为肺肾阴虚，阴虚及阳，津液亏损，故治宜补益肺肾，滋阴助阳，守首诊方，因气喘咳嗽咯痰症状明显好转，故去山茱萸、补骨脂、川贝母、白术，加生地黄、玄参以滋阴生津，肉苁蓉以补肾助阳，润肠通便。三诊患者因素体肺卫阳虚，卫外不固，复感胸闷气憋，故治宜补肺益气，纳肾平喘，方以补肺汤合生脉散加减，方中去熟地黄、桑白皮、人参，加太子参以益气生津润肺，桔梗宣肺祛痰，杏仁降气止咳平喘，川贝母、瓜蒌仁宽胸散结，润肺化痰止咳，润肠通便，苏叶解表散寒，行气宽中，沉香纳气平喘，炙甘草调和诸药。

五、名家经验

国医大师洪广祥治疗肺胀经验

1. 宗气与肺及慢阻肺的关系

宗气（也可称为大气），是积于胸中之气。张锡纯说："胸中所积之气，名为大气。"宗气由肺吸入之清气和脾胃运化之水谷之精气相结合而成。肺和脾胃在宗气形成的过程中发挥着重要作用。其中，肺又是宗气形成和聚集的场所。所以宗气的旺衰，与肺、脾胃有关，尤与肺关系密切。宗气聚集于胸中，经肺的宣发作用，出咽喉，贯心脉；经肺的肃降作用蓄于丹田。宗气的主要功能表现在两个方面，一是行呼吸，上出咽喉（息道），以促进肺的呼吸运动，并与语言、声音的强弱有关；二是行气血，贯通心脉，将气血布散全身，以温养脏腑组织和维持其正常功能活动、寒温调节。从《黄帝内经》原文可以了解到，宗气与心、肺两脏密切相关，参与人体的最基本生命活动：呼吸与心动。而且宗气与心肺的关系是互根、互用、互动。心动与呼吸是通过宗气的作用以心肺的有形之体来实现的。脱离了藏象心肺，宗气也就不能存在。清代张锡纯又充实了宗气的内容，《医学衷中参西录》曰："是大气者，原以元气为根本，以水谷之气为养料，以胸中之地为宅窟者也。"又曰："盖谓吸入之气，虽与胸中不相通，实能隔肺膜透过四分之一以养胸中大气。"又曰："按虚里之络，即胃输水谷之气于胸中以养大气之道路。"明确了宗气的物质基础：元气、清气与水谷精微之气。元气为先天肾精化生，清气与水谷精微之气为后天肺、脾胃活动的产物，而且后两者不是简单地相加就组成了宗气，又必须通过肺、心功能活动变化而来。由此可见，宗气既是肾、肺、脾、心的功能活动共同参与的结果，又是保证这四脏正常功能活动的原动力。这也可解释补益宗气是从这四脏入手的。由此可见，肺是通过生成宗气而起主一身之气的作用。肺主一身之气的功能失常，则会影响呼吸功能和宗气的生成以及全身之气升降出入运动。临床可表现为咳嗽喘促，少气不足以息，声低气怯，肢倦乏力等症状。宗气为病，虚多实少。

临床上见咳喘日久患者，易引起肺气虚弱之证。肺气虚，必宗气生成不足，宗气虚则一身之气也虚。卫气与肺气密切相关，故又称肺卫之气。卫气为具有防御功能之气，对维持人体内环境与外环境的平衡以及抵御外邪入侵，尤其对肺系疾病的防御有着重要作用。卫气的强弱与宗气的旺衰关系密切。因为卫气的生成，依赖于脾胃化生的水谷精微，上输于肺，在肺气的作用下，水谷精微中慓疾滑利的部分被敷布到经脉之外成为卫气（又称卫阳）以发挥防御、温煦和调节作用。

慢阻肺患者普遍存在抗御外邪能力低下，免疫调节能力下降，对寒冷和气温变化极为敏感等情况，常易感冒和继发感染，而引发病情的反复和急性加重。大量临床研究证实，慢阻肺急性加重患者约 50% 以上是由反复呼吸道感染所致。这显然与宗气不足、卫气不固存在着密切关系。所谓"邪之所凑，其气必虚"。这就提示我们，在慢阻肺急性加重期和稳定期都应注意提高患者全身和局部的防御功能，"扶正以祛邪"，以减少反复发作，提高防治效果。

2. 对慢阻肺相关问题的认识

慢阻肺除咳、痰、喘及肺、脾、肾虚的表现外，还有一些在中医辨证中未明确涉及的问题，诸如呼吸肌疲劳、营养障碍等，加深对这些问题的认识，将有助于丰富中医辨证内涵，拓宽慢阻肺的中医临床治疗思路。

呼吸肌疲劳是慢阻肺患者呼吸急促、表浅和"动则喘剧"的重要原因之一。呼吸肌疲劳与肺脾气虚关系密切，是宗气虚衰的结果。根据"脾主肌肉"和"肺主治节"的理论，在治疗过程中及早介入，见肺之病当先实脾，通过"补土生金"和"补益宗气"，延缓和控制呼吸肌疲劳的发生和发展。洪教授建议今后在慢阻肺辨证施治的内容中，增加"呼吸肌疲劳"的内容，将它纳入症的系统。

营养障碍，也是慢阻肺的一个棘手问题。从中医角度分析，西医讲的营养障碍，不能单纯理解为脾胃虚弱，而是已经涉及元气和宗气的虚衰，甚至呈现脾胃衰败的局面。脾胃为后天之本，"安谷则昌""绝谷则亡""有一分胃气，就有一分生机"，人"以胃气为本"，这已是从理论到实践，都已证实的客观规律。洪教授认为，要将补脾胃、护胃气贯穿治疗全过程，以发挥中医药治疗慢阻肺患者营养障碍的优势，为提高患者生存质量和控制病情发展提供有效支持。

3. 补虚泻实为治疗慢阻肺的全程治则

洪教授认为，正气虚衰是慢阻肺本虚的综合反映。中医所讲的正气，实际包括了人的元气、宗气和卫气等。气有阴阳之分，从慢阻肺的发生发展及其病机特点来看，气阳虚是其本虚的关键。气阳虚实际涵盖了元气、宗气和卫气之虚，比肺虚、脾虚、肾虚，或称肺脾肾虚有更宽和更广的包容性，有利于提高补虚的实效性和灵活性。

（1）气阳虚为慢阻肺本虚

①肺阳虚是慢阻肺及其并发症的常见证

慢阻肺多见于气虚体衰者，这部分患者常显现整体生理功能减退，气阳亏虚证候突出，如形寒肢冷，自汗畏风，不耐风寒，易伤风感冒，鼻流清涕；神疲懒言，语声低弱，咳痰无力，气短喘促，或气短不足以息；小便清长，或尿后余沥，或咳则尿出，性功能明显低弱，或阳痿等。

②肺阳不固、外邪侵袭为主要诱因

肺主皮毛，皮毛位于体表，是人体抗御外邪的屏障，皮毛的润泽、汗孔的开合、体温的调节，全赖肺所输布的卫气温养。卫气通于肺，卫气又称为卫阳，是肺之阳气的一部分，肺阳虚弱不能宣发卫气于皮毛，可使皮毛枯槁，卫外功能减弱，肌表不固，外邪即可乘虚而入。

③肺阳不运，痰瘀内停为基本病理

西医认为：慢阻肺的重要病理基础为气道阻力增加，通气功能障碍。中医称之为"肺气壅塞，失司呼吸"，其重要原因有二：一是肺司呼吸的功能主要依赖于肺阳，也是肺阳功能的具体体现，肺阳功能充沛，则呼吸有度，使机体能吸入自然界之清气，又可鼓动出体内之浊气，若肺阳不足，呼吸失司，则清气不能入，浊气不能出，形成"肺气壅塞"；二是在慢阻肺疾患中，痰瘀作为一种病理产物形成后，内伏于肺，阻塞气道，加重了"肺气壅塞，呼吸失司"。而痰瘀的形成是由肺阳亏虚所致，肺为水之上源，肺阳亏虚，水液失于温化，停而为痰，肺助心行血，血液的运行除依赖于心的作用外，还需肺阳的温煦推动，肺阳亏虚不能助心行血，则血停成瘀，肺阳不温，肺中冷，使痰瘀阴邪内凝更甚。上述肺阳不运、痰瘀内停是造成慢性肺通气功能障碍的根本病机。

④肺阳虚衰，致全身阳损可变生他证

慢阻肺日久不愈，反复发作，可产生其他变证，如慢性肺源性心脏病，呼吸衰竭所致的肺性脑病、消化道出血等，而这一切变证的产生与肺阳虚密切相关，肺阳亏损，一不能"朝百脉助心行血"，二使痰瘀不仅阻于肺道而且凝于肺脉，从而使血行不畅。肺性脑病是由于肺阳失司呼吸，不能鼓动体内浊气外出，储留之浊气夹肺内之痰瘀上犯清窍，神明被扰而成此病。肺阳亏损，损及脾阳，脾阳被损，血脉不统，而出现消化道出血；久病及肾，肺阳虚损日久，可致肾阳虚衰，肺不吸新吐故，肾不纳气，可使呼吸衰竭。同时由于肺、脾、肾三脏阳气的虚衰，使水液运化输布失常，而成为肺心病合并心衰出现水肿的原因。

（2）痰瘀伏肺为慢阻肺标实

从临床角度分析，大多数慢阻肺患者痰的症状突出，可有如下不同表现，如痰多稀白、泡沫痰、黄黏痰、痰黏稠不爽、痰多黏腻色白、痰稠厚成块、喉中痰鸣，舌苔厚腻，脉弦滑，这一组症状全是痰的表现，其中脉象的问题值得注意。慢阻肺患者的右寸在任何时候都呈现弦滑的脉象，但其弦滑是与虚并列在一起的，弦滑是主痰饮，虚是指气虚。慢阻肺患者大多年老体衰久病，其右关的脾胃脉应该是弱的，但恰恰相反，表现出特别的弦滑。如果注意一下慢阻肺、慢性支气管炎、支气管扩张的患者，就会发现右关脉大多数是弦滑的，而弦滑是多痰、多饮属实证的脉象。为什么久病体衰的脉象还出现弦滑的实脉？这从中医理论是可以解释的。右寸（肺）脉滑和右关（脾）脉弦滑突出，正好说明"脾为生痰之源""肺为贮痰之器"理论的正确性。痰是引发咳嗽、喘憋（息）的主要原因。尤其在慢阻肺合并感染的急性加重期，由于气道黏液分泌亢进，痰量明显增多，且多数患者排痰不畅，出现痰郁化热、热伤气阴（津）的证候，致使痰液更加稠厚胶黏，甚至形成黏液栓子（痰栓），进一步加重气道的阻塞，致使"咳逆上气"的症状难以缓解，且有可能出现痰壅气闭的危险。

另外，痰可酿瘀，痰为瘀的基础。这与气道阻塞、肺失肃降密切相关。因为肺主气而朝百脉，有敷布津液、通调水道、助心行血的功能。慢阻肺反复发作，肺气痹阻加剧，宣降和主治节的功能进一步削弱，直接影响肺的布津行血，以致津停成痰，血滞为瘀，造成痰瘀相互为患。痰夹瘀血，结成窠臼，伏藏于肺，致使气道阻塞，肃降功能严重失常，气机逆乱症状难以缓解。临床所见，慢阻肺患者不仅痰的症状突出，且瘀血见症亦很明显。如面色晦滞，唇、舌黯或紫黯，舌下青筋显露，指甲黯红等瘀血征象。由于慢阻肺患者长期过度使用辅助呼吸肌，导致颈、肩、上背部肌肉长期僵硬、酸痛、胀满等症，也应视为瘀滞肌筋的表现，属于瘀证范畴。又如慢阻肺伴随胃肠道功能紊乱，所引起的脘腹饱胀，是因膈肌下降使胃容量减少、微循环障碍，导致缺氧及高碳酸血症等，造成胃肠瘀血。

在慢阻肺治疗过程中，常根据气虚血瘀和气壅血滞的理论，在处方中酌加活血化瘀宣络药，可明显提高综合疗效，并有利于缺氧发绀症状的改善。

（3）临床用药经验

肺胀病急性加重期和稳定期以外寒内饮、痰热郁肺和气阳虚弱、痰瘀伏肺为基本中医证候。其治法应突出温散肺寒、宣肺泄热、益气温阳、祛痰行瘀。

温散肺寒：此法主要针对肺胀病患者因外感风寒，肺失宣肃，而引发急性加重，为外寒内饮证的主要治法。小青龙汤为其代表方。

宣肺泄热：此法主要针对急性加重期痰热郁肺证的治法。宣肺泄热的代表方为《金匮要略》治"肺胀"的越婢加半夏汤（麻黄、石膏、生姜、半夏、甘草、大枣），功能宣肺泄热，降逆平喘。

益气温阳：此法主要针对肺胀病稳定期气阳虚弱证而设的治法。洪教授常选用补中益气汤、补元汤（生黄芪、西党参、炒白术、炙甘草、当归、升麻、北柴胡、陈皮、山茱萸、锁阳）、芪附汤加减，临床使用补中益气汤用于 COPD 稳定期的治疗，取得了一定的疗效。

祛痰行瘀：痰瘀伏肺、气道壅塞为慢阻肺基本病机之一，因此祛痰行瘀是肺胀泻实的主要治法，常选用千缗汤、苓桂术甘汤、桂枝茯苓丸加减。

摘自：洪广祥. 中国现代百名中医临床家丛书——洪广祥 [M]，中国中医药出版社，2007，83 - 100.

（黄荣泉整理）

第八章 肺 痿

一、医案导入

国医大师洪广祥医案——阳虚寒凝证

梁某,女,73岁,2012年6月12日初诊。

患者诉3个月前无明显诱因出现胸闷气喘,活动后尤甚,上一层楼即需休息,并出现咳嗽,以干咳为主。无咳血,无胸痛,遂就诊于某省三甲医院,行胸部CT检查提示间质性肺炎。肺功能提示弥散降低。因患者既往有糖尿病病史10年,骨质疏松病史20余年,不宜予糖皮质激素治疗,特来我院寻求中医治疗。入院见:胸闷气促,活动后尤甚,咳嗽,以干咳为主,头晕,口干,口苦,畏寒,夜间汗多,纳可,睡眠一般,二便平,舌黯红,苔白,脉沉细。查体:两胸廓对称,肋间隙不增宽,两侧语颤对称,叩诊清音。听诊双肺呼吸音清,双下肺可闻及velcro啰音。入院后检查,血气分析:pH 7.39,二氧化碳分压50mmHg,氧分压46mmHg。

二、启发思考题

1. 本病的中医诊断、分型是什么?
2. 请阐述本病的病因病机。
3. 试述肺痿的辨证要点。
4. 肺痿与肺痈、肺痨有何区别和联系?

5. 肺痿的病因病理、辨证施治要点是什么？

6. 请写出治法、方药（方名、药名、用量、用法）。

三、基本知识点

肺痿，是指肺叶痿弱不用，临床以咳吐浊唾涎沫为症状，为肺脏的慢性虚损性疾患。本病为多种慢性肺系疾病后期发展而成。西医学的肺纤维化、肺硬变、肺不张、硅沉着病等，临床表现为肺痿特征者，均可参考本病证进行辨证论治。

1. 病因

（1）久病损肺：多见于久嗽、肺痨、肺痈久治不愈，阴津重度耗伤，如痰热久嗽，热灼阴伤；或肺痨久嗽，痨虫伤肺，虚火灼津；或肺痈久延，溃后余毒未清，灼伤肺阴；也可由其他病症重伤津液所致，如温病之后，邪热耗津，肺失濡养，发为虚热肺痿；或可由于内伤久咳、冷哮、久喘等反复发病，肺气日耗，渐而伤阳，肺中虚冷，气不化津，肺失濡养，日渐枯萎，发为虚寒肺痿。

（2）误治津伤：因误治或治疗失当，如过汗亡津，过度呕吐重伤胃津，过度利小便伤津液，过度泻下重伤肺胃之阴，以致肺叶干槁，肺失濡养，发为肺痿。

（3）粉尘伤肺：因在职业活动中长期吸入生产性粉尘，留阻肺络，痼结不解，粉尘"燥毒"，伤津耗气，肺失宣肃，久而气滞痰凝血瘀，渐致肺络痹阻，累及心肾发为肺痿。

2. 病机

本病病位在肺，但与脾胃、心、肾也密切相关，基本病机以虚为本，也有本虚标实。病理性质，以肺燥津伤（虚热）、肺气虚冷（虚寒）为主，病理因素有痰浊和瘀血。虚热肺痿一为本脏自病所转归，一由失治误治或他脏之病所致。热在上焦，阴虚生内热，肺燥津枯，肺失清肃，脾胃上输津液不归正化，煎熬成涎沫，或脾阴胃液耗伤，不能上输于肺，肺失濡养，致肺叶枯萎，虚火炼液而成浊唾涎沫，火逆上气则喘咳气促；肺阴不足可兼有心肾阴虚，症见潮热盗汗，手足心热，腰酸膝软，遗精尿频，心悸虚烦，失眠多梦等。虚寒肺痿为肺脏久病，耗伤气阳，肺气虚冷，气不化津，不能温化布散脾胃上输之津液，肺失所养，反聚为涎沫。肺气虚寒可兼脾气虚损，症见神疲乏力，纳少便溏等。上虚不能制下，肾阳虚弱，可见咳则遗溺，腰膝酸软；心肾阳虚，肾不纳气则心悸气喘，动则加重，气不得续。肺痿久病，复感外邪，或误用下法，阴损及阳，可上因肺阴亏虚，邪热壅肺，肺络受损，而见咳唾脓血，咽干而燥；下因阳气亏损，而见泄利不止，肢凉，形寒气短的上热下寒、虚实夹杂之证。肺痿日久，肺病及肾，肺不主气，肾不纳气，肺气郁滞，不能调节心血运行，心营不畅，心脉瘀阻，痰凝血瘀，或粉尘沉积于肺，影响络中气血运行，而见咯吐涎沫，喘促短气，胸胁胀痛憋闷，唇青面紫，舌黯，脉虚而涩，属虚实夹杂之危重证候。总之，肺痿属内伤虚证，难治之疾。

3. 辨证论治要点

本病应辨虚寒虚热。虚热肺痿是阴液不足，虚热内生，易火逆上气，痰黏而稠，不易咯出，容易咯血，常伴咳逆喘息；虚寒肺痿是阳气耗伤，肺中虚冷，上不制下，吐涎沫，痰清稀量多，常伴小便频数或遗尿；虚热肺痿日久，阴损及阳，复感外邪，上热下寒，咳唾脓血，咽干而燥，常伴泄利不止，肢凉，形寒气短。

治疗总以补肺生津为原则。虚热证，治当清热生津，以润其枯；虚寒证，治当温肺益气而摄涎沫。临床以虚热证为多见，但久延伤气，亦可转为虚寒证。治疗时应时刻注意保护津液，重视调理脾肾：脾胃为后天之本，肺金之母，培土有助于生金；肾为气之根，司摄纳，温肾可以助肺纳气，补上制下。兼瘀血内阻者，配以活血化瘀之品。

四、医案赏析

1. 国医大师洪广祥医案——阳虚寒凝证

患者基本信息、就诊日期、发病情况及四诊信息详见上文"医案导入"。

中医诊断：①肺痿；②肺衰；③消渴；④痹证。西医诊断：①肺间质纤维化；②Ⅱ型呼吸衰竭；③2 型糖尿病；④骨质疏松。

证属阳虚寒凝，痰瘀阻络。治以温阳散寒，化痰行瘀，方选阳和汤加味。处方用药如下：熟地黄 20g，肉桂 4g，鹿角霜 15g，炮姜 10g，麻黄 10g，白芥子 10g，炙甘草 10g，土鳖虫 10g，桃仁 10g，红花 10g，川芎 10g，地龙 10g，大黄 10g。患者坚持服用上方，于 2012 年 6 月 29 日病情改善出院。出院时见：偶有咳嗽，咳少许黏痰，活动后胸闷气促明显改善，头不晕，口干、口苦、畏寒、夜间汗出等症缓解，纳可，夜寐安，二便平。舌黯红，苔白，脉沉细。出院后一直坚持在门诊服用原方治疗，尚能操持家务。

【按】本案患者属慢性迁延期，病机属阳虚寒凝，痰瘀阻络，秉承"病痰饮者，当以温药和之""瘀血为阴邪，非温不散"之古训，治以温阳散寒、化痰行瘀为法，方用阳和汤加桃仁、红花、川芎、地龙、土鳖虫。方中重用熟地黄温补营血，用鹿角霜补髓生精，助阳养血。二者配伍大补阴血，并寓"阴中求阳"之意。阳得阴助，而生化无穷，使温阳之功速达。以炮姜、肉桂、麻黄、白芥子等温热之品为佐，其中肉桂与炮姜炭配伍，二药均入血分而温经散寒，又可引熟地黄、鹿角胶直达病所，故二药温经通脉，使经络、血脉、肌肉得温，而寒邪自除。麻黄辛温宣散，用于发越阳气，以驱散在皮表之寒邪；白芥子辛温宣通，除湿祛痰，常用于寒痰湿滞、痰气阻塞之证。麻黄、白芥子合用能使血气宣通，使鹿角胶、熟地黄滋腻之品补而不滞。桃仁、红花为活血化瘀常用药对，善行血滞、化瘀通经。川芎为血中气药，"气行则血行"，通过调气可达到调血作用。地龙、土鳖虫性寒凉，为虫类药，善飞行蠕动，具有逐瘀散结、通络攻坚之能，可搜剔络道，松透病根，直达经络。配伍大黄攻下荡涤之品，开痰瘀下行之路，甘草调和诸药，全方共奏温阳散寒、化痰行瘀之功。

2. 杨玉萍主任中医师医案——痰热郁肺证

李某，女，45 岁。2020 年 3 月 27 日初诊。

患者始于 1 个月前无明显诱因出现发热，体温 38～39℃，伴寒战，咳嗽、咳痰，为白黏痰，无咯血，感胸闷、气急，无胸痛，无头痛头昏，无恶心呕吐，无心悸、心前区痛，前往南昌大学第一附属医院治疗，诊断"肺部感染，间质性肺炎"，行抗炎、化痰止咳治疗，服用强的松，热退，但咳嗽咳痰、胸闷症状未见明显好转。现症见：胸闷气喘，活动后加重，咳嗽咳痰，咳白黄稠痰，口干不苦，无咽痛咽痒。纳可，夜寐欠安，二便平。舌红苔黄厚腻，脉弦数。查体：双肺呼吸音粗，咽（－）。

证属痰热郁肺，治宜清热化痰，理气和胃，方选黄芩温胆汤加味。处方：酒黄芩 10g，陈皮 10g，法半夏 10g，茯苓 15g，甘草 10g，炒枳实 10g，竹茹 10g，黄芪 20g，北沙参 20g，鹿角霜 30g，炒芥子 10g，桑叶 10g，枇杷叶 10g。4 剂，早晚温服。

二诊：胸闷减轻，仍活动后气喘，咳嗽咳痰，咳白黄痰，食少。续服前方加用鸡内金 6g，槟榔 10g。4 剂，早晚温服。

三诊：患者诉时有反酸不适，咳喘减轻，咳少量白痰。续服前方加檀香 3g，土鳖虫 10g，焦山楂 20g，桂枝 10g。4 剂，早晚温服。

四诊：患者咳少量白痰，方用三拗汤加味。处方：麻黄 10g，苦杏仁 10g，甘草 6g，葶苈子 10g，醋青皮 10g，陈皮 10g，前胡 10g，蜜紫菀 10g，荆芥 10g，百部 10g。5 剂，早晚温服，服药后症状稳定。

【按】本案证属痰热郁肺，邪热耗津，肺失濡养。痰热郁肺，肺闭气逆，清肃失司，肺气上逆，故胸闷气喘、痰黄白黏稠、咯吐不爽；热炽津伤，故口渴。舌红，苔黄厚腻，脉弦数，为痰热内郁之征。治宜清热化痰，理气和胃，方选黄芩温胆汤加味，方中黄芩善清上焦之火，使痰热自消；半夏辛温，燥湿化痰；桑白皮、竹茹、枇杷叶清热化痰；陈皮、枳实调理气机，气顺则痰消，白芥子化痰下气平喘；茯苓健脾利湿，以杜生痰之源；黄芪补肺气，北沙参养肺阴，以防痰热之邪损伤气阴；鹿角霜温阳散寒，以温化痰浊；甘草益气和中，调和诸药。诸药合用，共奏清热化痰，肃肺止咳之功效。二诊患者胸闷减，仍咳喘，食少，在原方基础上加鸡内金、槟榔健运脾胃。三诊患者反酸不适，加檀香、山楂理气和胃，消食化积；痰热顿挫，可见痰瘀伏肺，取桂枝温通经脉，合土鳖虫活血化瘀，以疏通瘀滞，调畅气机。四诊患者痰热减，治宜泻肺除壅，利气平喘。肺主宣降，肺气郁闭，宣降失常，麻黄、杏仁相伍，一宣一降，既宣利肺气而平喘，又复肺气宣降之权，使邪气去而肺气和；治痰治瘀以治气为先，用葶苈子、青皮、陈皮以疏利气机、泻肺除壅；荆芥祛风解表，前胡、紫菀、百部加强化痰止咳之功，从而促进病情稳定。

3. 杨玉萍主任中医师医案——肺脾气虚、痰阻气滞证

戴某，女，72 岁。2021 年 2 月 19 日初诊。

患者 10 天前无明显诱因出现胸闷、头晕，晕时天旋地转，视物模糊，无恶心呕吐，未予治疗。现症见：胸闷，咳嗽，咳少量白色黏痰，痰黏难咯，头晕，天旋地转感，视物模糊，口干口苦，偶头痛，全身乏力倦怠，腹胀，进食后明显，无反酸嗳气，无恶寒发热，纳寐差，不易入睡，夜尿频，大便平。舌红苔黄，脉弦细。近 2 个月体重下降 4kg。查体：双肺呼吸音弱，未闻及干湿性啰音。辅助检查：胸部 CT 示两肺间质纤维化。

证属肺脾气虚、痰阻气滞，治宜补气健脾、化痰除湿为法。方选香砂六君子汤加味：党参 15g，白术 10g，茯苓 15g，蜜甘草 6g，陈皮 10g，姜半夏 9g，砂仁 3g，槟榔 10g，炒鸡内金 6g，姜厚朴 10g，桃仁 10g，土鳖虫 10g，木香 6g。3 剂，日一剂，早晚两次温服。

二诊：患者胸闷、头晕缓解，咳嗽，少痰。舌质红苔白，脉弦。续服前方去砂仁、木香，加鹿角霜 20g，炒芥子 10g，路路通 20g。15 剂，早晚温服，服药后诸症平稳。

【按】本案辨证为肺痿久病及脾肾，肺脾气虚、痰阻气滞。脾为肺之母，日久子病及母。肺主气，主宣发肃降，主治节，朝百脉；脾统血，主运化升清。然肺为娇脏，易反复感染，致邪气稽留，宣肃不利，脾虚失健运，肾虚失气化，气损推动无力，渐生痰浊、瘀血等一系列病理产物，进而影响肺脾肾之主气、布津、行血功能。肺虚不能主气，气不化津，痰湿蕴肺，肺失宣降，故气短声低，咳嗽，痰白黏腻；痰湿中阻，脾虚湿困，气机不利，上蒙清窍，故胸闷腹胀，食少乏力，头晕。治宜补益肺脾、行气化痰为法，方中党参甘温益气，健补脾胃，佐以白术既助党参补益脾胃之气，更以其苦温之性，健脾燥湿，助脾运化，以资气血生化之源；脾主湿，脾胃既虚，运化无力，则湿浊易于停滞，故佐以茯苓，渗湿健脾，以杜生痰之源；半夏燥湿化痰，降逆和胃，消痞除满，《本草从新》言其为"治湿痰之主药"；湿痰阻滞气机，以陈皮理气行滞，燥湿化痰，乃"治痰先治气，气顺则痰消"之意；砂仁芳香醒脾，行气和胃；木香、槟榔、厚朴消胀除满，行气导滞；鸡内金健胃消食，桃仁、土鳖虫活血化瘀；甘草助补中益气，更兼调和诸药。初诊药后患者腹胀减轻，胸闷头晕缓解，表明前方效佳，故二诊继用前法。考虑尚有咳嗽、少痰、乏力之象，在原方基础上去砂仁、木香，加用鹿角霜温阳散寒、温化痰浊，白芥子温肺化痰、降气止咳，路路通祛风活络、利水通经。治肺不忘治脾是"治痿独取阳明"理论在临床的实际运用，肺脾同治，故能取效。

4. 杨玉萍主任中医师医案——外感风寒、肺气郁闭证

谢某，69 岁，2019 年 11 月 28 日初诊。

主诉：反复咳嗽、咳痰、胸闷气短 5 年余，再发 20 余天。

患者于 5 年前无明显诱因出现咳嗽、咳痰，胸闷气喘，于南昌大学第二附属医院住院治疗，诊断为"间质性肺病"，予抗感染、止咳化痰治疗后症状缓解出院。2019 年 4 月患者咳嗽、咳痰再发加重，伴胸闷气喘，于南昌大学第二附属医院住院治疗，经解痉平喘、止咳化痰对症治疗后出院。于 2019 年 5 月 6 日开始服用吡非尼酮胶囊，后因副反应大而停药。2019 年 6 月于我科住院，经活血化瘀通络、益气养阴治疗后，症状好转出院。20 余天前患者咳嗽再发，痰难咯出，胸闷气短。现症：咳嗽，咳白色黏痰，难咯出，夜间咳甚，咽痒即咳，胸闷气喘，口干不苦，乏力，畏寒，无胸痛，无心慌心悸，无头晕，无鼻塞，稍流涕，食纳可，寐差，二便平。舌苔白腻，脉弦紧。查体：双肺呼吸音弱，未闻及干湿性啰音。辅助检查：2019 年 6 月 24 日我院胸部 CT 示考虑肺间质纤维化改变。

证属外感风寒、肺气郁闭。治宜疏利气机、止咳平喘、解表散寒。方选三拗汤＋四逆散加味。方中麻黄 8g，苦杏仁 10g，甘草 6g，柴胡 10g，白芍 10g，炒枳实 10g，葶苈子 10g，醋青皮 10g，陈皮 10g，蝉蜕 6g，金银花 10g，炒牛蒡子 10g，地龙 10g。5 剂，每日一剂，早晚各一次。

二诊：患者稍感咳嗽，咳少量白色黏痰，难咯出，咳急胸闷气短，乏力好转，续服原方 5 剂。

三诊：患者夜间咳嗽明显减少，咳少量白色黏痰，可咳出。选方阳和汤加减：麻黄 5g，鹿角胶 10g，熟地黄 30g，炒芥子 6g，肉桂 5g，甘草 6g，炮姜 6g，水蛭 3g，葶苈子 6g，枇杷叶 10g。5 剂，早晚温服。

四诊：患者咳嗽咳痰好转，无胸闷气喘。续前方去肉桂加桂枝 5g，黄芪 20g，北沙参 20g。14 剂，服后诸症平稳。

【按】本案以咳嗽、咳痰、痰白质黏、胸闷气喘，畏寒，舌苔白腻，脉弦紧为辨证要点。证属外感风寒、肺气郁闭、气机不畅。外感风寒，寒邪闭肺，肺郁不宣，肺气上逆，故喘咳，痰白质黏，胸部闷胀；阴盛于内，阳气不能宣达，故形寒畏冷；肺气不宣，窍道不利，则流涕；舌苔白腻，脉弦紧为寒邪之象。治疗当以宣肺解表，止咳平喘，疏利气机为主。方选三拗汤＋四逆散加味，方中苦杏仁降利肺气，与麻黄相伍，宣降肺气，以恢复肺气之宣降；甘草益气和中，既缓辛温峻散之力，又能调和诸药；四逆散调和肝脾，舒畅气机，且升降同用，气血并调；葶苈子、青皮、陈皮利气平喘，泻肺除壅；蝉蜕、金银花、炒牛蒡子解毒利咽，地龙清肺平喘。二诊全身症状有所改善，效不更方。三诊表证基本祛除，所谓"邪之所凑，其气必虚"，当前治疗应以扶正为主，兼之祛邪，以免阳气更衰，选方阳和汤加减以温阳散寒，加水蛭、枇杷叶、葶苈子行瘀化痰，泻肺平喘。四诊患者症状明显好转，续前方以桂枝换肉桂以免其温燥之性伤阴，且加黄芪、北沙参益气养阴，连服 14 剂后，患者病情平稳。

5. 名医吴银根医案——肺气已亏，痰瘀互结，肺络瘀阻证

患者，女，50 岁。2012 年 8 月 15 日初诊。

患者自 2012 年冬春交替之际感冒后咳嗽持续半年，咳痰色白，咳嗽剧烈时气促，活动后尤为明显，在某卫生院摄胸片提示"支气管炎"，给予抗感染、止咳、化痰、平喘等治疗后咳嗽、气喘有所缓解，但时有反复。2012 年 6 月 18 日患者受凉后咳嗽加重，静坐即有气喘，胃纳减退，在医院做胸部 CT 提示"右肺上叶水平裂旁见一直径小于 5mm 的结节影，两下肺纤维样改变，部分毛玻璃样改变。"曾使用糖皮质激素治疗 1 个月左右，气喘有所缓解，但患者顾虑激素不良反应而停用。近 2 个月来间歇性咳嗽，痰少色白，活动过久仍有气喘，无发热，胃纳不佳，腹胀，二便尚畅。体检：两肺底闻及 velcro啰音。舌黯，苔薄白，脉细缓。

证属肺气已亏，痰瘀互结，肺络瘀阻。治以化结通络，补益肺肾。处方：黄精、党参、金荞麦根各 30g，黄芪、生地黄各 24g，京三棱、女贞子、法半夏、胡颓叶、白术各 15g，陈皮、防风、乳香、甘草各 9g，14 剂，水煎服，日一剂。嘱患者调情志，注意休息，避免过劳。

二诊：诉咳嗽次数较前减少，咳痰明显减少，时有胸胁胀闷感，视物模糊，大便干燥不畅。舌黯苔薄黄，脉细缓。咳嗽、咳痰减少，故在原方基础上，去金荞麦根、胡颓叶，加紫菀、莪术、三七、黄荆子、火麻仁、决明子。14 剂，煎服法同前。

三诊：诉干咳为主，有时少量淡黄黏痰，安静休息或稍微活动后无明显气喘，胸胁胀闷仍有，偶有闷痛感，纳谷不香。舌黯苔薄黄，脉细缓。该病病程缠绵反复，仍需加强化痰清热解毒之力，故在前方基础上，去乳香、三七，复用金荞麦根、胡颓叶，另加芙蓉叶、秦皮、蜈蚣、鸡内金。14 剂，煎服法同前。

四诊：诉咳嗽纳呆明显好转，气喘、胸闷较前段时间缓解，容易感冒，口干，便秘仍有，服药后大便通畅。体检：舌淡苔薄黄，脉细。在前方基础上，加防风、玄参、生地黄。如此坚持治疗，到 2012 年 12 月 18 日，在医院复查肺 CT 提示毛玻璃样改变已吸收，此后随访半年，咳嗽、气喘均无急性加重。

【按】该患者半年余来，在停止使用激素情况下，通过坚持服用中药，复查胸部 CT 提示肺部毛玻璃样改变已吸收，实属罕见。初诊时，取京三棱破血行气、化瘀通络，半夏止咳化痰、降气散结；取胡颓叶、金荞麦清肺止咳化痰；方中含玉屏风散，用以益气固卫，加用黄精重在补气，女贞子补益肝、肾精血。二诊时，患者咳嗽咳痰缓解，故停用胡颓叶、金荞麦，加紫菀治肺虚久咳以润肺；而久病必瘀，故继续化瘀通络和补肺益气治疗，加莪术、三七加强活血化瘀除痹之功，气行则血行，血瘀自去；加用黄荆子，兼有行气止痛和止咳平喘之功；火麻仁滋阴润肠，取肺与大肠相表里之意；草决明清肝明目。三诊时，该病病程缠绵反复，仍需加强化痰清热解毒之力，故在前方基础上，复用金荞麦根、胡颓叶，另加芙蓉叶、秦皮加强功效；去乳香、三七，加蜈蚣以强化搜风剔络、化瘀除痹之功；鸡内金运脾消食。四诊时，舌苔由黯转淡，脉象由细缓转细，思之痰瘀邪气外排，气血畅利，故在前方基础上，加防风组成玉屏风散益气固卫，加玄参配生地黄有助养阴，并能保持大便通畅。

摘自：胡晓宇．吴银根教授间质性肺病治疗经验介绍［J］．世界中医药，2016，11（8）：1543－1546.

五、名家经验

国医大师洪广祥治疗肺间质纤维化经验

肺间质纤维化是一类原因不明、进行性的、以两肺弥漫性间质纤维化伴蜂窝状改变为病理特征的疾病，临床表现呈进行性呼吸困难和低氧血症，可伴有干咳，或咳痰量少，晚期多可引起心肺功能衰竭而死亡。其发病率近年呈现上升趋势，西医治疗以糖皮质激素和细胞毒类药物为主，但疗效甚微，患者确诊后平均存活期为 2～4 年，5 年生存率为 30%～50%。因该病致死率高，危害严重，故肺间质纤维化的治疗已成为全球共同关注的医疗热点。肺间质纤维化属于中医"肺痿"范畴，病因病机复杂，近年随着对本病研究的深入，已认识到肺间质纤维化总属本虚标实证，病位涉及肺、脾、肾等脏，本虚可分气虚（包括宗气亏虚）、阴虚、阳虚，标实主要为痰浊、血瘀，以及"肺络痹阻"等，完善了肺间质纤维化的病因病机学说，但从"阳虚"论治肺间质纤维化文献报道较少。洪教授在临床实践中发现阳虚与肺间质纤维化关系密切，阳虚证候可出现在肺间质纤维化病情发生发展的多个阶段，以温阳立法治疗肺间质纤维化获得较好疗效。

病因病机

（一）肺阳虚衰为肺间质纤维化产生和发展的重要病机

肺为华盖、娇脏，为清虚之体，性恶寒而喜温润。寒为阴邪，寒邪袭肺，同气相求，故寒邪易伤肺。经典医籍对此多有阐述，《素问·宣明五气》曰："五脏所恶，肺恶寒。"《灵枢·百病始生》亦云："重寒伤肺。"《灵枢·邪气脏腑病形》曰："形寒饮冷则伤肺。"《医学源流论》说："肺为娇脏，寒热皆所不宜。太寒则邪气凝而不出。"

　　肺阳虚衰可导致肺痿，医家圣贤对此亦早有阐述。如汉代张仲景在《金匮要略》书中对肺痿的成因、主症、证治等均做了论述："肺为娇脏，热则气烁，故不用而痿；冷则气沮，故亦不用而痿也。""肺痿吐涎沫而不咳者，其人不渴，必遗尿，小便数，所以然者，以上虚不能制下故也，此为肺中冷，必眩，多涎唾，甘草干姜汤以温之。"由此可知肺痿分虚热、虚寒两类，其中虚寒肺痿为上焦阳虚，肺中虚冷，阳虚不能化气，肺不布津，肺气上逆所致。故临床以张口短气、咳唾涎沫为主症；以甘草干姜汤温阳益气治疗。晋代葛洪在《肘后备急方》中记载肺痿症状可见咳嗽，吐涎沫，心中温温，咽燥而不渴，从阳虚肺寒辨治，提出治肺痿四方，均以干姜或生姜、甘草为主药。上述文献均说明阳虚可导致肺中虚冷，肺不布津，肺气上逆而出现喘咳等肺间质纤维化症状。

　　我们在临床上也见到大量因上焦阳虚、肺中虚冷所致的肺痿，究其理由有：其一，虚冷肺痿多见于素体阳气不足，或因慢性病病程日久，内伤久咳、久喘等耗气伤阳，终致阳虚肺冷；其二，虚热肺痿迁延日久，阴伤及阳，致肺阳虚有寒，失于濡养；其三，由于患者长期久咳或大病久病之后，肺阳受损，母病及子，子病及母，累及脾肾，肺虚不能布津，脾虚不能转输，肾虚不能蒸化，津液凝聚生湿化痰；肺不能主气，不能助心行血，血行不畅，停而成瘀；痰、瘀俱为阴邪，进而更伤阳气。综上可见，该病的病机关键是虚实夹杂，本虚标实，本虚是肺阳虚衰，标实是痰瘀互结，病至后期，累及脾肾心之阳，出现阳虚水泛，或阴损及阳、阴阳两虚，致聚湿生痰，寒凝血瘀，加剧阳虚痰瘀病机演变，形成恶性循环。

　　现代不少有关症状及证候研究结果也表明肺阳虚衰为肺间质纤维化病情发生发展过程的重要病机之一。张纾难等认为肺气虚冷为阳虚肺痿发生的根本原因之一，常见表现为：咳唾涎沫，质清稀量多，口不渴，短气不足以息，头眩，神疲乏力，形寒食少，小便数或遗尿，舌质淡，脉虚数。此为内伤久咳、久喘等大病久病之后，耗气伤阳，阳虚生寒所致；或因病至后期，阴阳俱损，阳虚水泛，甚则阳气厥脱之象，如喘促气不得续，浮肿，肢冷，面青，汗出如珠，脉浮大无根或见歇止等症。刘良猗等通过临床观察，认为本病病性多为虚实夹杂，由于患者长期久咳或大病久病之后，损及肺脏生机，导致肺脏阳气生发失源，温养无能，肺病及脾，脾阳不足，运化不健，损及肾阳，气化不力，津液凝聚生湿化痰。痰饮久停则更耗伤肺脾肾阳，出现体质下降，平素多见易感冒、畏寒、四肢不温等症状。由此可见，这类疾病病机根本在于气阳虚。

（二）肾阳虚为肺间质纤维化病情进展病机

肾阳为人身阳气之根本，久病必虚，久病及肾，肺间质纤维化患者病至晚期不但肺脾气阳虚，且最终累及肾阳亏虚。杨礼腾等指出，在临床实践中肾阳虚常在中晚期肺纤维化患者中出现，故可认为肾阳虚状态下处于低代谢率的肺组织胶原代谢失衡是肺纤维化中晚期患者肺纤维化持续进展的一个重要病理因素。而温阳中药有望通过纠正肾阳虚而改善代谢率，重新调控此阶段患者肺胶原代谢而延缓或逆转肺纤维化患者的病程。陈涛等通过症候分型研究，发现特发性肺间质纤维化实证的发生率依次为：血瘀证＞痰湿阻肺证＞痰热蕴肺证；虚证的发生率为：肺气虚证＝脾气虚证＞肾阳虚证＞肺阴虚证＞肾阴虚证。刘锡瞳等通过对 29 例肺间质纤维化患者中医证候临床研究发现：咳嗽持续时间长、痰质黏、食欲下降、腰膝酸软、咳嗽重浊、咯痰难咯出、连声咳、气短、失眠及乏力 10 个症状最为常见；据此推出肺间质纤维化患者最常见的病机特点是肺脾气虚兼有肾阳虚，并分为三类证候：肺气虚、肾阳虚兼有血瘀证，痰湿蕴肺证，肺气阴两虚兼有血瘀证。因此，阳虚，尤其是肾阳亏虚为晚期肺间质纤维化患者重要病机特点之一。

（三）阳虚为本，痰浊、血瘀、水饮为标

肺间质纤维化总属本虚标实之证，阳虚型肺痿者以阳虚、肺气虚冷为本，痰浊与瘀血为基本病理因素。虚可致实，阳虚可导致痰浊瘀血加重，甚则出现阳虚水泛证候。阳虚则气化失常，肺气不能布津，津液不归正化，聚生痰浊；阳虚生内寒，寒凝血泣，稽留脉管成瘀血；阳虚不能温化水气，水邪泛滥，溢于肌肤体表，而见肢肿、尿少等症。故肺间质纤维化患者病至后期多出现虚实夹杂，阳虚为本，痰浊、血瘀、水饮为标实之证。有作者在临床中观察到肺间质纤维化患者在晚期可出现阳虚水泛血瘀证，如心悸怔忡，咳喘乏力，动则尤甚，甚至端坐呼吸，呼多吸少，咳少量白沫痰，形寒肢冷，纳呆，大便溏薄，下肢或全身浮肿，小便清长，面色晦黯，口唇指甲发绀，杵状指，舌黯淡，苔薄白或剥苔，脉沉细数无力或结代。还有作者发现存在心脾肾阳虚、水泛血瘀证，具体临床表现为面浮，下肢肿，甚则一身悉肿，腹部胀满有水，心悸，喘咳，咯痰清稀，脘痞，纳差，尿少，怕冷，面唇青紫，舌胖紫黯，苔白滑，脉沉细。阳虚为本，痰浊、瘀血、水饮邪实为标，而三者俱为阴邪，又可重损阳气，虚可致实，实又加重虚，导致恶性循环，加重病情。

洪教授临床观察发现，患者大多具有咳嗽声低、畏寒肢冷、舌淡苔白、脉沉细无力等虚寒证候，实乃病久损及肺阳所致。先贤张介宾亦提出"阳非有余论"，凡万物之生由乎阳，万物之死亦由乎阳，强调了人体阳气的重要性。洪教授认为本病病机关键是虚实夹杂，本虚标实，本虚是肺阳虚衰，标实是痰瘀互结。肺系疾病的发病机理历来有"初病在肺，久病及肾"之说，然脾又为肺之母，日久子病及母。因此，肺系疾病与肺、脾、肾关系最为密切。然肺间质纤维化的病机根本在于阳虚，病程迁延易致气虚，故后期又可呈现一派肺、脾、肾气阳俱虚之象。肺主气、主宣发肃降、主治节、朝百脉，脾统血、主运化升清，肾纳气、主水，三者与气、水、血的输布密切相关。然肺为娇脏，易反复感染，致邪气稽留，宣肃不利，脾虚失健运，肾虚失气化，气损推动无力，渐生痰浊、瘀血等一系列病理产物，进而影响肺、脾、肾之主气、布津、行血功能。因此痰浊、瘀血不仅为本病病理产物，又可为致病因素。

摘自：刘良徛，等.国医大师洪广祥医论医话.北京：中国中医药出版社，2020.

名医刘良徛治疗肺间质纤维化经验

本病起病多隐匿，早期症状不明显，可表现为干咳、气短等，常呈进行性加重，至后期可见肺、脾、肾三脏俱损，甚至可累及心脏，病机特点以阳气虚（肺、脾、肾三脏俱虚）为主，痰浊瘀血阻滞脉络，肺失宣降加重恶化，以致肺叶萎弱不用，成为重候，出现咳嗽、喘憋、乏力、消瘦等症，其胸部CT表现为磨玻璃样阴影，或为弥漫性斑点结节状、网状或网状结节状阴影，严重者出现蜂窝肺，肺弥散功能减退。而这些改变即使经过规范的现代医学治疗，也难以逆转病情进展。由于痰邪具有重浊黏腻的特性，使之病势缠绵难愈，加之瘀血使得气血逆乱，病情复杂，故治疗难度大。而肺阳气虚所导致痰凝血瘀的肺间质纤维化这种病理状态，与外科所论"阴疽"十分相似，故我们认为肺间质纤维化的本质是一种出现在肺脏的"阴疽"。《血证论》指出："盖人身气道，不可有壅滞，内有瘀血，则阻碍气道，不得升降，须知痰水之壅，由瘀血使然，但去瘀血，则痰水自消。"明代李梴《医学入门》云："……痰与瘀血碍气，所以动则喘急。"

据此理论，我们自拟"温肺化纤汤"作为治疗肺间质纤维化的基础方，该方由古方"阳和汤"加桃仁、红花、川芎、地龙、土鳖虫组成。方中重用熟地黄温补营血，用鹿角胶补髓生精，助阳养血。二者配伍大补阴血，并寓"阴中求阳"之意。阳得阴助，而生化无穷，使温阳之功速达。以炮姜炭、肉桂、麻黄、白芥子等温热之品为佐，其中肉桂与炮姜炭配伍，二药均入血分而温经散寒，又可引熟地黄、鹿角胶直达病所，故二药温经通脉，使经络、血脉、肌肉得温，而寒邪自除。麻黄辛温宣散，用于发越阳气，以驱散在皮表之寒邪；白芥子辛温宣通，除湿祛痰，常用于寒痰湿滞、痰气阻塞之证。麻黄、白芥子合用能使血气宣通，使鹿角胶、熟地黄滋腻之品补而不滞。因此，从本方配伍组方上看，从筋骨、血脉、肌肉、经络、皮里膜外到皮表均有药物作用，使寒邪无稽留之所，对气血虚寒凝滞之疾有"阳和一转，寒凝悉解"之效。加用桃仁、红花、川芎、地龙、土鳖虫，全方共奏温阳散寒、化痰行瘀之功。

肺朝百脉而主治节，肺气不利，病及于血而为瘀；脾失健运，痰湿内生，阻碍气机而生瘀；病久耗气，脉络空虚，气血不复而致瘀，故"瘀"贯穿肺间质纤维化疾病始终，因此活血化瘀在其治疗中尤为重要。桃仁、红花为活血化瘀常用药对，善泄血滞、行瘀通经。川芎为血中气药，"气行则血行"，通过调气可达到调血作用。然本病日久，邪气久羁，循经入络，痰浊瘀血壅塞不行，致道路不通，远非草木之品所能宣达，必借虫蚁之属以搜剔宣透。叶天士言："初为气结在经，久则血伤入络，辄使蠕动之物松透病根。"《临证指南医案》云："取用虫蚁有四，意谓飞者升，走者降，灵动迅速，可追拔沉混气血之邪……以搜剔络中混处之邪。"地龙、土鳖虫性寒凉，为虫类药，善飞行蠕动，具有逐瘀散结、通络攻坚之能，可搜剔络道，松透病根，直达经络，对病情顽固者，诚如破竹之势，其力非草木所能达也。因此，瘀血重证，加用虫类以搜剔，可解深伏之邪，复困阻之正。

　　盖辛能通瘀络，温能散寒滞，辛温药与活血化瘀药相伍，能增强行瘀之力，使脉络瘀滞得以散通，气机得于调畅。所谓"络以辛为泄""辛气最易走表，当求其宣络者宜之"。肺属上焦，《温病条辨》言："治上焦如羽，非轻不举。"然温肺化纤汤全方配伍中温养通并用，阴药与阳药相伍，刚药与柔药互济，不可谓不是一剂猛药，其药性乃因肺纤维化疾病中血络瘀滞较重的病理特点决定的。

　　肺间质纤维化虽然有急性发作期与慢性迁延期之分，但治疗应灵活处理好疾病之标本缓急。肺间质纤维化患者在急性发作期可能出现热象，或气阴亏虚甚至热毒之象，须知此"热"是因阳气虚衰致痰浊、瘀血内生，进一步导致或痰浊壅阻，或痰瘀阻塞，壅遏日久而成。因阳气不振者，痰瘀难蠲，郁热则定难退，此时只需在治本的基础上兼顾治标，方中稍佐清热药即可，绝不能单行大剂苦寒清热之品，以免阳气更伤，病邪难除。即使患者兼夹外邪，也不能一味地祛邪，一味地祛邪必然损伤人体正气，致使肺阳更衰，痰瘀更壅；治疗应在温阳散寒、化痰行瘀的基础上，加用疏散外邪之品则可。因此，肺间质纤维化在其发生发展过程中，由于患者所处的阶段不同，其兼夹证可不尽相同，但"阳虚寒凝、痰滞血瘀"则是其共同病机，故我们主张"温阳散寒、化痰行瘀"为肺间质纤维化全程总的施治原则。

　　摘自：兰智慧，张元兵，朱伟，等. 全程温法治疗肺间质纤维化的临床体会 [J]. 中医药通报，2012，11（05）：38－40.

（程逸凡整理）

第九章 肺 癌

一、医案导入

国医大师洪广祥医案——元气虚衰，瘀滞脉络证

叶某，男，73 岁，2005 年 3 月 1 日初诊。

患者 2004 年健康体检，胸片发现右下肺有一块阴影，高度怀疑占位性病变。上海某医院进一步检查确诊为右下肺腺鳞癌，并于 10 月底手术切除肿瘤。未做化疗和放疗。

2001 年 1 月因急性心肌梗死行冠状动脉支架术。有 2 型糖尿病病史。

症见形体消瘦，气短难续，动则更甚，右胸紧束感明显，偶尔隐痛，胸闷不适，略有咳嗽，少量白痰，饮食、二便尚佳。面色及舌质黯红，舌苔薄白，脉虚细略弦。

二、启发思考题

1. 本病的中医诊断、分型是什么？
2. 请阐述肺癌的病因病机。
3. 试述肺癌的诊断依据。
4. 肺癌与肺痈、肺痨如何鉴别？
5. 肺癌晚期在使用"补益"法的过程中，如何理解应将"健脾气""保胃气"，贯穿于"补"的全过程？
6. 请写出治法、方药（方名、药名、用量、用法）。

三、基本知识点

肺癌属"肺积"证范畴，肺癌常见症状有咳嗽、咯血、胸痛、发热、气急等，并与咳嗽、喘证、胸痛、肺痈、咯血、痨瘵等病证密切相关。肺癌的证候复杂，常因癌肿发生的部位、大小、种类、发展阶段及有无转移或并发症而有所不同。早期可无症状，或症状轻微。西医学对肺癌按组织学分类，分为鳞状细胞癌、腺癌、小细胞未分化癌等。由于肿瘤部位的不同，临床常分为中心型肺癌和周围型肺癌，中心型肺癌出现症状较早，周围型肺癌较晚。

1. 病因

本病多由外感六淫之邪，或工业废气、石棉、煤焦烟炱、放射性物质等邪毒之气，由表入里聚于肺，正气衰弱不能抗邪，邪客久留，而生气滞、血瘀、痰浊、热毒等病邪，日久不化则成结块。内伤七情，气机郁滞，久则导致血瘀、痰浊之邪结聚于肺。饮食失调，损伤脾胃，运化失常，痰浊内生，进而产生气滞、血瘀、痰浊、热毒等病邪，导致癌病发生。《卫生宝鉴》云："凡人脾胃虚弱或饮食过常或生冷过度，不能克化，致成积聚结块。"久病伤正或年老体衰，致正气内虚，脏腑阴阳气血失调，气虚血瘀；或生活失于调摄，劳累过度，气阴耗伤，外邪乘虚而入，客邪留滞不去，气机不畅，终致血行瘀滞，结而成块。正如《医宗必读·积聚》所说："积之成者，正气不足，而后邪气踞之。"

2. 病机

肺癌的病位在肺，中医认为，肺为娇脏，易受外邪，肺气不足，则邪气乘虚而入。邪留于肺，肺气壅滞，气滞日久必致血瘀，瘀积日久则成块（癌块）。故古人有"血瘀而成癥"的理论。临床实践证明，肺癌患者均见有不同程度的舌黯、瘀斑、舌下静脉延伸扩张，其周围呈粟状增生以及其他"血瘀"征象和症状，由此可见，"血瘀"为肺癌的基本病理。"肺主气""朝百脉"，人体气血津液的正常运行，全赖气的推动。肺癌患者气血瘀滞，必然会直接影响肺津的正常输布，肺不布津则津液停聚，郁积不行，而转化为痰浊。痰浊阻肺，肺失肃降，不仅可引起咳嗽、咯痰、胸闷、气憋等肺之见症，同时痰浊壅肺，肺气受阻，又进一步加重血瘀，形成恶性循环。故古人有"痰夹瘀血遂成窠囊"的理论。痰瘀互结的病理变化，在肺癌的病理机转中占有重要地位。

肺癌的基本病机为正气亏虚，脏腑功能失调，气滞、血瘀、痰结及毒聚，日久积滞而成有形之肿块。主要病理因素为气滞、血瘀、痰结、毒聚。病理性质总属本虚标实。正气亏虚，脏腑功能失调为本，气滞、血瘀、痰结及毒聚为标。故本病是一类全身属虚，局部属实的疾病。初期邪盛而正虚不明显，故以气滞、血瘀、痰结、湿聚、热毒的实证为主。中后期因病久多虚，加之湿热痰瘀毒邪等耗伤人体气血阴精，出现气血亏虚、阴阳两虚，邪毒留着，虚实夹杂。晚期邪愈盛而正愈虚，本虚标实，病变错综复杂，病势日益深重，预后不良。

3. 治疗原则

肺癌初期以祛邪为主，初期主要邪盛而正虚不明显，故以气滞、血瘀、痰结、湿聚、热毒的实证为主，可以宣畅气机、活血化瘀、温肺化痰、渗湿泻热为法辨证治疗，治疗时需兼顾正气，必要时"以补助攻"为法。

晚期肺癌的病理，主要表现为血瘀、痰湿日久化热，耗气伤血，伤阴损阳。在治疗方法上，要根据病机特点，采取活血化瘀、消痰散结、清泄郁热、健脾益气、养阴护阳的治法。但是施治过程中，要注意病情的复杂性和兼夹证，不可面面俱到，主次不分。晚期肺癌，不仅癌症临床表现已日趋严重而且正气不支，已直接威胁患者的生机，因此"扶正补益"就成为治疗的关键。通过合理"补益"，机体状态得到有效的改善，不仅有助于提高抗癌能力，延缓病势急剧恶化，同时还能提高机体对抗癌药物的耐受力和敏感性，并为攻癌药物的使用创造较为良好的机体状态。鉴于晚期肺癌患者阴阳气血俱虚，脏腑功能严重失调，其中又以脾胃受损、元气耗伤为中心环节，根据"脾为后天之本""气血生化之源"和"有胃气则生，无胃气则死"的理论，在使用"补益"法的过程中，应将"健脾气""保胃气"，贯穿于"补"的全过程，一切有损于脾胃功能和克伐脾胃生机的药物均当慎用。在应用补益扶正药时，要掌握补而不壅、温而不燥、补运结合的原则，并注意醒脾药的配伍，从而达到"以补助攻""留人治病"的目的。

四、医案赏析

1. 国医大师洪广祥医案——元气虚衰，瘀滞脉络证

患者基本信息、就诊日期、发病情况及四诊信息详见上文"医案导入"。

诊疗经过：

证属高年体衰，术后元气大伤，瘀滞脉络。治宜补益元气，散瘀通络，防止肿瘤转移。方用补元汤（经验方）合桂枝茯苓丸加减。

生黄芪 30g，西党参 30g，漂白术 15g，白茯苓 15g，炙甘草 10g，全当归 10g，升麻 10g，北柴胡 10g，广陈皮 15g，锁阳 15g，山茱萸 15g，桂枝 10g，桃仁 10g，丹皮 10g，赤芍 20g，薤白 10g，胡颓子根 20g，肉苁蓉 15g，胡芦巴 10g。每日 1 剂。

二诊：服上方 30 剂，自觉气短乏力有改善，体力增强，病情稳定。患者认为中药改善体质，控制肿瘤转移大有希望，治疗信心倍增。仍守原方随证微调续服。

三诊：2005 年 9 月 5 日胸片复查报告，除手术致胸膜肥厚外，未见新病灶出现。继守原方调理。

四诊：2006 年 4 月初胸片复查未见新病变，再次提示病情稳定。活动后胸闷气短症状虽未能消除，但亦未见加重。饮食及睡眠、二便均好，生活能自理。患者继续坚持中医药扶正抗癌，以期获得更佳的远期疗效。

【按】本案为高龄肺腺鳞癌术后患者，曾因心肌梗死而行支架术，同时患 2 型糖尿病多年。由于年迈体衰，全身情况较差，故未施行放、化疗治疗，而单纯接受中医药治疗。在治疗过程中始终坚持"留人治病""扶正抗癌"的治疗原则，力争获得"扶正以祛邪"的最佳效果。补元汤为国医大师洪广祥教授经验方，该方是在补中益气汤补益宗气的基础上，再加锁阳、山茱萸以补肾壮元。补元汤重在补益宗气，即补肺脾之气。根据宗气与元气的相互关系，元气由先天之气和后天之气而生成，故在补益宗气的同时，注意补益肾气，有助于元气的化生和滋养。临床实践证明，补元汤对正气虚弱，免疫防御机能下降等相关的慢性疾病有较好的疗效。国医大师洪广祥教授在治疗肺肿瘤、慢性阻塞性肺疾病、支气管哮喘等病症时，常以补元汤为基础方之一。锁阳又名"不老药"，味甘性温，能补阴扶阳，男女通用，因其疗效神奇，故为历代医家所珍重。锁阳既能补肾阳，又能益精血，刚柔相济，双向调节，助阳而不燥，补阴而不腻，是补肾壮元的良药。临床煎剂常用量为 15～30g。

山茱萸酸涩微温质润，既能补阳气，又能补阴血，长于纳气固脱，涵阴敛阳。其性能特点与锁阳相近，均为刚柔相济、双向调节药。洪教授认为，锁阳、山茱萸与补中益气汤相配合，还有助于肺功能的改善，生活质量的提高，机体全身状态的调整，对遏制肿瘤的转移有不可忽视的重要作用。

2. 国医大师洪广祥医案——痰浊瘀结证

彭某，男，56 岁。2010 年 7 月 13 日初诊：发现肺癌并行多次放化疗 1 年。患者于 2009 年 7 月份在某医院诊断为右肺神经内分泌癌并皮下、纵隔淋巴结转移。刻下总感胸骨下有堵塞感，余无不适，无咳嗽，无胸痛，时有白稀痰，无痰中夹血，纳食及睡眠一般，二便平，舌黯，苔黄腻，脉弦滑细，右细涩。辨证：证属瘀阻肺脉，痰热郁遏，正气虚损，气机郁滞。处方：桃红四物汤合补中益气汤、蠲哮汤加减。用药：桃仁 10g，川红花 6g，川芎 10g，当归 10g，熟地黄 15g，赤芍 15g，泽漆 15g，石见穿 20g，西党参 30g，黄芩 10g，桂枝 10g，法半夏 10g，生姜 3 片，白前 10g，小牙皂 6g，土鳖虫 10g，水蛭 10g，生黄芪 30g，白术 10g，升麻 10g，北柴胡 10g，青皮 15g，陈皮 15g，炙甘草 10g，葶苈子 15g，牡荆子 15g。7 剂，水煎服，日一剂，早晚分服。二诊药后症减，原方继服。

【按】此案证属瘀阻肺脉，痰热郁遏，正气虚损，气机郁滞。痰浊、瘀血、气滞日久结聚于肺，则生肺癌肿结，实为正气受损，正不胜邪，本虚标实。患者胸骨下有堵塞感，为气滞于胸。舌黯，苔黄腻，脉弦滑细，右细涩为痰热、瘀血、气血虚损之象。故治疗时以桃红四物汤加土鳖虫、水蛭活血化瘀通络，补中益气汤补气健脾以助正气，蠲哮汤祛湿清热化痰，去卫矛、槟榔、大黄苦寒之品以防过于寒凉伤及脾胃之气。

3. 国医大师洪广祥医案——肺脾气虚证

付某，男，56 岁。2010 年 10 月 04 日初诊：咳血 3 月余。9 月份在某医院检查，诊断"小细胞肺癌"，未行手术，已行

2 次化疗，现无咳血，咳嗽、咳痰少许，大便正常，纳可，夜寐差，伴胸闷，舌质红黯，苔黄白腻，脉虚弦滑偏数。体重减轻。治疗：目前继续化疗，拟扶正抑癌，解除化疗毒副作用。处方：补中益气汤合参苓白术散加减。用药：西党参 30g，白术 10g，生黄芪 30g，升麻 10g，北柴胡 10g，陈皮 10g，当归 10g，炙甘草 10g，茯苓 15g，炒扁豆 15g，怀山药 15g，薏苡仁 20g，白蔻仁 6g，桔梗 10g，苏叶 30g，川黄连 6g，土茯苓 20g，藿香 15g，佩兰 15g，炒谷芽 15g，炒麦芽 15g，鸡内金 10g。7 剂，水煎服，日一剂，早晚分服。

　　二诊（2010 年 10 月 12 日）：第 2 疗程化疗结束 1 周，胸背部不适，纳食可，精神尚可，稍咳，咯白黏痰，数口/日，无气促，口干，但不欲饮，大便成形，1～2 次/日，睡眠欠佳，4～5 小时/日，舌质红。处方：补中益气汤合参苓白术散加减。用药：西党参 30g，白术 10g，生黄芪 30g，升麻 10g，北柴胡 10g，陈皮 10g，当归 10g，炙甘草 10g，茯苓 15g，炒扁豆 15g，怀山药 15g，薏苡仁 20g，白蔻仁 6g，莲子肉 10g，苏叶 30g，川黄连 6g，土茯苓 20g，藿香 15g，鸡内金 10g，佩兰 15g，炒谷芽 15g，炒麦芽 15g，土鳖虫 10g，水蛭 10g，种洋参 10g（另蒸）。7 剂，水煎服，日一剂，早晚分服。

　　【按】患者已行 2 次化疗，化疗药毒副作用损伤脾胃，致使正气虚损。咳嗽、咳痰少许为肺气虚损，宣发肃降失常，肺气上逆则咳。胸闷，舌质红黯，苔黄白腻，脉虚弦滑偏数，为脾胃虚损，运化失常，内生痰湿，日久化热之象。此后仍需接受化疗，治疗以扶助正气、解除毒副作用为原则。故用补中益气汤补脾胃之气，参苓白术散健脾祛湿，以助脾胃生化，苏叶舒畅气机，川黄连清热，土茯苓解毒除湿，藿香、佩兰、炒谷芽、炒麦芽、鸡内金芳香化湿，健脾开胃。

4. 国医大师洪广祥医案——气阴两虚证

　　马某，女，52 岁（左肺腺癌术后）。2008 年 8 月行左肺腺癌手术，已行放疗 3 次，化疗 4 次。现症：咳嗽，干咳为主，少量白痰，咳引胸痛，汗出，昼夜均咳，呈阵发性，口干喜饮，咽痒，咽干，恶风寒，无鼻塞流涕，神疲易累，久行后出现腰背酸痛，口黏舌质黯红，苔根部黄白厚腻，脉细滑数。听诊：双肺未闻及干湿性啰音。咽喉充血明显，滤泡增生。治疗：拟平补脾气，养阴润燥，散热利咽。处方：参苓白术散合生脉散加减。用药：党参 30g，北沙参 30g，茯苓 15g，麦冬 15g，白术 15g，五味子 10g，炙甘草 10g，石斛 15g，炒扁豆 10g，玉竹 10g，陈皮 10g，玄参 10g，怀山药 30g，荆芥 10g，白蔻仁 10g，薄荷 10g，薏苡仁 15g，木蝴蝶 10g，桔梗 10g。7 剂，水煎服，日一剂，早晚分服。二诊后诸症减轻，效不更服。

【按】肺气虚损，肺气宣发肃降失常，卫表不固，津液输布失调，故见干咳，汗出，恶风寒。脾气不足，故不耐劳累，神疲乏力。阴虚故见咽干，喜饮。口黏，舌质黯红，苔根部黄白厚腻，脉细滑数，为气阴两虚之象。因伴咽喉充血、明显滤泡增生，故治疗以平补脾气，养阴润燥，散热利咽为主。脾胃为气血生化之源，予参苓白术散补脾胃之气，补土生金之效助生肺气。生脉散加石斛、玉竹、玄参益气生津，荆芥、薄荷、木蝴蝶、桔梗散热利咽。

5. 国医大师洪广祥医案——气虚夹瘀证

付某，女，62 岁，2005 年 5 月 31 日初诊。患者 2002 年 8 月因右肺腺癌行右肺部分切除术，术后化疗 6 次。于 2004 年 12 月复查右肺腺癌复发，又于 2005 年 2 月行右肺全切除，未做放、化疗，于 2005 年 5 月起单纯接受中医药治疗。

2006 年 1 月 14 日复查：胸部正侧位片示右全肺切除术后改变，左肺未见实变影，左肺正常。B 超：胆囊多发结石。肝、脾、腹、双肾、腹膜后、腹腔、双肾上腺未见异常。

体重增加，肌肉丰满，面色华润，饮食及二便、睡眠均正常。患者对中医药疗效甚为满意。

治疗经过：初诊症见颜面虚浮，形体瘦弱，食欲一般，神疲乏力，气短不足以息，右胸部手术刀口处疼痛麻木，二便平，舌质偏红黯，舌苔白，脉象虚数。

症属气虚夹瘀，术后元气更伤，经络气血运行不利。治宜益气行瘀，调畅气机。方用补中益气汤合桂枝茯苓丸加减。

生黄芪30g，西党参30g，白术15g，炙甘草10g，升麻10g，北柴胡10g，陈皮10g，桂枝10g，茯苓15g，丹皮10g，赤芍20g，桃仁10g，神曲10g，炒山楂30g，炒麦芽30g。每日1剂，水煎服。

患者服药后自我感觉良好，神倦减轻，饮食亦有改善。上述主方持续服用10月余，病情稳定。期间偶有感冒，或胆囊部位不舒，手术刀口隐隐作痛，一般在主方基础上稍做调整，保持处方大局稳定，以扶正抗癌，控制复发。目前仍在连续服药治疗，可进一步观察远期疗效。

【按】肺癌的病因多为虚、瘀、痰、毒四个方面，其中以虚为本，痰瘀毒邪为标。病位在肺，常累及脾肾。国医大师洪广祥教授认为，肺癌是因虚而得病，因虚而致实，全身属虚，局部为实。治疗应坚持"扶正祛邪"和"扶正抗癌""留人治病"的原则，切忌单纯"以毒攻毒"和大肆攻伐、损伤正气的治疗方法。

本案西医首次已行手术和化疗，但又复发而行二次手术，右肺全切除。手术和放、化疗虽然是西医治疗肿瘤首选的治疗手段，但没有解决好人与病的关系。"以人为本"和"治人与治病"相结合，是中医的一大特色和优势，要予以高度重视和科学应用。

从本案的治疗过程分析，在配方择药上充分发挥了中医药治疗肿瘤的特色，始终坚持"留人治病"和"扶正抗癌"的原则，因而获得了较好的临床疗效。前已述及，"虚"是肿瘤发病的基础，二次手术又大伤元气，放、化疗毒副反应既伤阳又损阴，从而加重了元气的损伤。《内经》云："邪之所凑，其气必虚。"正气虚损是引发肿瘤转移和复发的重要原因，因此，该患者全程服用补中益气汤以补益宗气，补脾强肺，补土生金，从而增强免疫调节功能，遏制肿瘤的复发和转移。另外，气虚可致瘀，瘀是肿瘤邪实的主要表现。瘀阻血络易形成瘀滞凝结，是癌块形成的病理基础。桂枝茯苓丸为《金匮要略》治"妇人宿有癥病"的名方，由桂枝、桃仁、茯苓、丹皮、芍药等药组成，有"化瘀消癥"之功效。日本非常重视本方剂的临床应用。国医大师洪广祥教授亦常将其用于内科范围的瘀血见症，具有良好的活血化瘀、缓消癥块功效。洪教授临证运用桂枝茯苓丸治疗恶性肿瘤时，常与扶正调理方药配合，取得了较好的化瘀消癥效果，且未见明显不良反应。同时指出有出血倾向者不宜使用桂枝茯苓丸。方中君药桂枝是配方择药之关键。桂枝辛散温通，助血运行，消癥散结，统率诸药，直达病所。药理研究提示，该方有良好的抗炎、免疫调节、抗血栓、改善血流、抗肿瘤等广泛的药理活性。由此说明，桂枝茯苓丸不仅可用于妇科，也可以广泛用于各科瘀血见症。

五、名家经验

国医大师洪广祥治疗肺癌经验

1. 深刻认识肺癌的病机，是提高临床疗效的关键

肺癌属"肺积"证范畴，并与咳嗽、喘证、胸痛、肺痈、咯血、痨瘵等病证密切相关。肺癌的病位在肺，中医认为，肺为娇脏，易受外邪，肺气不足，则邪气乘虚而入。邪留于肺，肺气壅滞，气滞日久必致血瘀，瘀积日久则成块（癌块）。故古人有"血瘀而成癥"的理论。临床实践证明，肺癌患者均见有不同程度的舌黯、瘀斑、舌下静脉延伸扩张，其周围呈粟状增生以及其他"血瘀"征象和症状，由此可见，"血瘀"为肺癌的基本病理。

"肺主气""朝百脉"，人体气血津液的正常运行，全赖气的推动。肺癌患者气血瘀滞，必然会直接影响肺津的正常输布，肺不布津则津液停聚，郁积不行，而转化为痰浊。痰浊阻肺，肺失肃降，不仅可引起咳嗽、咯痰、胸闷、气憋等肺之见症，同时痰浊壅肺，肺气受阻，又进一步加重血瘀，形成恶性循环。故古人有"痰挟瘀血遂成窠囊"的理论。痰瘀互结的病理变化，在肺癌的病理机转中占有重要地位。

"积之成者，正气不足，而后邪气踞之。"100例晚期肺癌患者有关病因的回顾性调查表明，正气不足，脏腑气血阴阳失调，是肺癌发生的重要内因。肺癌发生后，又极易耗气伤血，伤阴损阳，机体抗癌能力进一步下降，促使癌症扩散和发展。晚期肺癌患者均有显著的脾气虚见症。"脾为后天之本""气血生化之源"，临床实践证明，肺癌患者凡见面削形瘦、"大肉尽脱"的脾败见症，常预示着患者已进入生命垂危阶段。由此可见，正气存否决定着肺癌患者的生机。

随着晚期肺癌的病情发展和病理演变，部分患者可出现由气之阳虚而转变为气之阴阳两虚，临床呈现肺、脾、肾三脏之阴阳两虚见症。如患者除有肺脾气阳虚的见症外，还同时伴见干咳、低热、手足心热、盗汗、口干、大便干结、舌红苔少、脉象细数等肺、脾、肾阴虚的症状。这种转化多见于术后复发的肺癌患者，常预示病势极其严重，治疗效果也极差。

此外，"痰热"常为晚期肺癌病理演变的一个侧面，多因痰瘀化热所致。痰瘀化热的直接原因，是由于癌块阻塞支气管，致使痰液引流不畅，出现继发感染的缘故。患者表现为发热，口苦口干，咯痰黄白相兼或咯脓血痰，大便干结，舌苔黄厚腻，脉象弦滑或兼数。一旦出现这种转化，临床治疗时，必须采取截断方法，以求得热象迅速控制，以阻断病情的急剧恶化。

2. 晚期肺癌的治疗要坚持"以补助攻""留人治病"的原则

前已述及，晚期肺癌的病理，主要表现是血瘀→痰瘀→化热→耗气伤血，伤阴损阳。在治疗方法上，要根据病机特点，采取活血化瘀、消痰散结、清泄郁热、健脾益气、养阴护阳的治法。但是施治过程中，要注意病情的复杂性和兼夹证，不可面面俱到，主次不分。尤其是晚期肺癌，不仅癌症表现已日趋严重而且正气不支已直接威胁患者的生机。因此"扶正补益"，就成为治疗的关键。通过合理"补益"，机体状态得到有效的改善，不仅有助于提高抗癌能力，延缓病势急剧恶化，同时还能提高机体对抗癌药物的耐受力和敏感性，并为攻癌药物的使用创造较为良好的机体状态。鉴于晚期肺癌患者阴阳气血俱虚，脏腑功能严重失调，其中又以脾胃受损、元气耗伤为中心环节，根据"脾为后天之本""气血生化之源"和"有胃气则生，无胃气则死"的理论，在使用"补益"法的过程中，应将"健脾气""保胃气"，贯穿于"补"的全过程，一切有损于脾胃功能和克伐脾胃生机的药物均当慎用。在应用补益扶正药时，要掌握补而不壅，温而不燥，补运结合的原则，并注意醒脾药的有机配合，从而达到"以补助攻""留人治病"的目的。

3. 晚期肺癌的基本证型及用药经验

国医大师洪广祥教授通过对 100 例晚期肺癌患者治疗前、

后的临床表现进行全面的记录和统计处理之后提出晚期肺癌基本证型，在一定程度上反映肺癌中医辨证分型的客观规律，从而有利于指导临床辨证用药。

研究资料表明，晚期肺癌患者均有程度不同的咳嗽、咯血、胸痛、呼吸困难及瘀血征象与见症，但各证型之间又有其自身的特殊表现。

（1）瘀血阻肺证：主症为面色黧黯，舌质紫黯或有瘀斑，舌下静脉粗大怒张，伴粟粒状增生，胸痛有定处。次症为咳嗽、咯痰，或兼有血痰；胸闷气憋；食少，乏力，消瘦。此型以鳞癌、腺癌、未分化癌为多见。治疗以化瘀消癥，扶正健脾为主。经验用药：卫矛、猫爪草、桃仁、酥鳖甲、苏木、瓜蒌皮、郁金、西党参（或人参）、白术、薏苡仁、红枣等。

（2）痰浊瘀结证：主症为咳嗽，咯痰，痰质黏稠，痰白或黄白相兼，胸闷气憋，舌苔黄腻或黄厚腻，脉弦或弦滑。次症为舌体瘀血征象；胸部闷痛；食少，乏力，消瘦；多有慢性支气管炎病史。此证型以鳞癌为多见。治疗以祛痰化瘀、扶正健脾为主。经验用药：猫爪草、黄药子、葶苈子、浙贝母、天浆壳、海蛤壳、桃仁、土鳖虫、生黄芪、西党参、白术、薏苡仁等。此证型易出现"痰瘀化热"现象，必要时可选鱼腥草、野荞麦根、十大功劳叶、七叶一枝花、天葵子之类清泄热痰药。

（3）肺脾气虚证：主症为面色萎黄，消瘦，食少，神倦乏力，气短，咳嗽无力。次症为咳嗽、咯痰，以及舌体瘀血征象，此证型以腺癌为多见。治疗以补益肺脾，祛痰行瘀为主。经验用药：生黄芪、西党参、茯苓、白术、薏苡仁、法半夏、陈皮、猫爪草、天浆壳、牡荆子、卫矛、川芎等。

（4）气阴两虚证：主症为干咳无痰或痰少，或痰夹血丝，低热，手足心热，盗汗，气短，口干，大便干结，舌红黯，苔少或无苔，脉象细数或细弦。次症为头昏耳鸣，消瘦，食少，神倦乏力。舌下静脉粗大怒张。此证型以腺癌、未分化癌为多见。治疗以益气养阴，祛痰消瘀为主。经验用药：孩儿参、生晒参、北沙参、天冬、麦冬、百合、玉竹、怀山药、黄精、丹皮、赤芍、桃仁、旱莲草等。低热明显，可选加地骨皮、十大功劳叶等。

上述证型中，如合并有上腔静脉压迫综合征，酌加葶苈子10~15g，猪苓15~30g，生麻黄10g；咯血为肺癌常见症状，可酌加生蒲黄10~15g，蚊母草（又名仙桃草）30~60g，并暂时停用活血动血药；胸痛甚者，可选用延胡索末3~6g（分冲），麝香0.2g（分冲）。

从临床实践看，瘀血阻肺型为肺癌的基本证型，既可单独出现，又常与其他证型合并存在。就证型的分布来看，临床以瘀血阻肺及痰浊瘀结型最为多见，其次为肺脾气虚及气阴两虚。由于中、晚期肺癌患者的临床表现及病情演变复杂，气血阴阳严重失调，正虚邪实的矛盾突出，临床上时常有两型或三型症状同时并见，应遵循辨证施治的原则，灵活处理。

摘自：洪广祥. 中国现代百名中医临床家丛书——洪广祥. 北京：中国中医药出版社，2007：127–129.

（杨月容整理）

第十章　发　热

一、医案导入

国医大师洪广祥医案——寒湿郁肺证

袁某，男，20 岁，1983 年 1 月 27 日入院。

病史摘要：不规则发热 1 月。于 1982 年 12 月 26 日为庆祝生日聚餐后发热，继而腹泻呕吐，治疗 5 天呕泻止，转为午后或傍晚发热，特点为午后至傍晚（17～18 时）体温升高至 39～40℃，伴见面红目赤，约持续 1 小时体温略有下降，至晚 23～24 时汗出热退。在门诊用抗生素、抗病毒药物、解热药等无效。近一周来全天发热，体温以午后为甚（38℃），伴轻微干咳，门诊以"发热待查"入院。

症见：身热畏寒，热时无汗，汗出热退，口干欲饮，大便偏干，尿黄灼热，神疲乏力，咽痒，语音偏浊，干咳少痰，咳引胸痛，舌红，苔薄黄略腻，脉弦数略浮。

体检无异常发现，门诊查白细胞 5.2×10^9/L，嗜酸性粒细胞计数 0，小便常规（－），血培养（－），肥达试验正常。

二、启发思考题

1. 本病的中医诊断、分型是什么？
2. 请阐述本病的病因病机。
3. 外感发热和内伤发热如何鉴别？

4. 外感发热的治疗原则和常见证型的治法方药是什么？

5. 内伤发热的治疗原则和常见证型的治法方药是什么？

6. 请写出治法、方药（方名、药名、用量、用法）。

三、基本知识点

对于发热，中医多将其分为内伤发热与外感发热两大类，内伤发热是以内伤为病因，脏腑功能失调，气、血、阴、阳失衡为基本病机，以发热为主要表现的病证。一般起病较缓，病程较长，病势轻重不一，但以低热为多，或自觉发热而体温并不升高，表现高热者较少。不恶寒，或虽有怯冷，但得衣被则温。常兼见头晕、神疲、自汗、盗汗、脉弱等症。外感发热是因感受外邪而起，正邪相争所致，属实证者居多，起病较急，病程较短，发热初期大多伴有恶寒，其恶寒得衣被而不减。发热的热度大多较高，发热的类型随病种的不同而有差异。起初常兼有头身疼痛、鼻塞、流涕、咳嗽、脉浮等表证。

1. 内伤发热的病因、病机

（1）久病体虚：由于久病或原本体虚，失于调理，以致机体的气、血、阴、阳亏虚，阴阳失衡而引起发热。若中气不足，阴火内生，可引起气虚发热；久病心肝血虚，或脾虚不能生血，或长期慢性失血，以致血虚伤阴，无以敛阳，导致血虚发热；素体阴虚，或热病日久，耗伤阴液，或治病过程中误用、过用温燥药物，导致阴精亏虚，阴衰则阳盛，水不制火，而导致阴虚发热。寒证日久，或久病气虚，气损及阳，脾肾阳气亏虚，虚阳外浮，导致阳虚发热。

（2）饮食劳倦：由于饮食失调，劳倦过度，使脾胃受损，水谷精气不充，以致中气不足，阴火内生，或脾虚不能化生阴血，而引起发热。若脾胃受损，运化失职，以致痰湿内生，郁而发热，进而引起湿郁发热。

（3）情志失调：情志抑郁，肝气不能条达，气郁化火，或恼怒过度，肝火内盛，导致气郁发热。正如《丹溪心法》所概括的"气有余便是火"。情志失调亦是导致瘀血发热的原因之一。每在气机郁滞的基础上，日久不愈，则使血行瘀滞而导致血瘀发热。

（4）外伤出血：外伤以及出血等原因导致发热主要有两个方面：一是外伤以及出血致使血循不畅，瘀血阻滞经络，气血壅遏不通，因而引起瘀血发热；二是外伤以及血证时出血过多，或长期慢性失血，以致阴血不足，无以敛阳而引起血虚发热。

2. 外感发热的病因、病机

（1）外感六淫：外感发热的一个典型的病因就是外感六淫邪气，在六淫病邪中，尤以火热暑湿为主要病邪，风、寒、燥邪等致热通常为郁而发热。

（2）感受疫毒：中医自古就认为，疫疠之气是一种特殊的病邪，致病性强，且具有一定的季节性和传染性，当疫疠毒邪侵袭人体，人体卫表奋起抗邪，邪正相争以致发热，通常为高热。

无论是外感六淫还是感受疫毒，外邪侵袭人体由皮毛或口鼻而入，当邪气入体后，正邪相争，脏腑气机紊乱，阴阳失调，阳气亢奋或者热、毒充斥于人体，出现阳气偏盛的病理改变，即阳盛则热。

现代医学发展到今天，其实对于发热真正的机制还未完全清楚。但凡测定体温高于正常的基本都可以进行解热治疗，其方法无外乎物理降温、解热药物发汗降温、利尿降温等。中医学虽然是基于症状进行治疗的医学，但对于症状本身的判断有独到的理论体系进行指导。发热虽为一个症状，但发热并不都为热证、阳证。例如：

发热，恶寒，头痛，全身疼痛，无汗，脉浮紧而数的患者，这一类是伤寒初期太阳证的表现。

发热，恶寒，反复发作，口苦，恶心呕吐，脉弦而数，这是伤寒少阳证。

发热，午后更甚，腹胀，便秘，舌苔黄腻干燥，这是伤寒胃家实证。

发热，恶寒，头痛，汗出，口干，咳嗽，脉象浮数，一般为风温证。

发热，口干，烦躁，出现昏迷等意识障碍表现，舌尖红绛，这种很可能是温病热入心包证。

发热，恶寒，头痛，鼻塞，咳嗽，舌苔薄白，此为伤风感冒证。

发热，腹部胀满不适，呕吐酸腐，腹泻，舌苔厚腻，此多为伤食证。

发热，多在午后，干咳为主，痰黏稠，气短，多汗，脉象虚细而数，此多见于肺脏气阴两虚证。

发热，自我感觉热度不高，手心、脚心发热，夜里盗汗，颧红，脉象细数，这种多归于肝肾阴虚证范畴。

以上只为简单罗列，临床辨证论治辨的是证，治的同样是证，而不仅仅是具体的症状，因此见热不可仅清热。

四、医案赏析

1. 国医大师洪广祥医案——寒湿郁肺证

患者基本信息、就诊日期、发病情况及四诊信息详见上文"医案导入"。

诊疗经过：

入院后按寒热郁于少阳，肺气不畅，治以和解少阳为主，兼疏宣肺气，方用小柴胡汤化裁：柴胡 24g，黄芩 15g，法半夏 10g，太子参 30g，甘草 3g，大枣 6 枚，桔梗 8g，杏仁 10g，橘络 3g。当日下午体温 39.2℃，服药后未出汗，自诉身体烘热，察其面红目赤，身有微汗，至夜晚 22 时遍体出汗，汗后舒畅，体温 37.8℃，继而又高热，且持续 38.8～39.6℃。按小柴胡汤化裁已服四天，疗效不显。

洪广祥教授查房细察患者病情，发热持续，微有恶寒，汗出热减，继而复热，伴口干，干咳无痰，语音较浊，二便尚调，苔白微腻，舌质偏红，脉浮弦紧数，发热时感鼻塞，考虑寒湿之邪郁遏肺卫，试用五积散解表达里。方用：当归 6g，川芎 6g，白芍 6g，苍术 10g，陈皮 10g，厚朴 10g，枳壳 10g，茯苓 15g，法半夏 10g，麻黄 6g，白芷 10g，干姜 8g，桂枝 6g，桔梗 10g，甘草 6g。

1 月 31 日服药 1 剂，最高温度 38.7℃，有下降趋势，2 月 2 日最高为 38.4℃（傍晚），最低为 37.4℃（上午）。原方继续服用，体温逐渐呈梯形稳步下降，2 月 9 日体温已趋正常（37.2℃），因近年关，患者回家心切，要求出院服药（五积散原方），经随访，出院后体温完全正常，症状消失。

【按】患者不规则发热月余，屡经中西医治疗发热不解。从发病及治疗经过，有如下几点分析：

一是发病时间正值寒冬腊月，气候寒冷，易感受风寒病邪致病。同时又逢生日聚餐，过食膏粱味厚食品，而导致食滞胃肠，脾胃升降失常，故而出现发热、呕吐、泄泻等风寒夹滞，脾胃失和之证。此时如果正确运用"解表和中"方药，如藿香正气散之类进行治疗，可能有较好效果。但这阶段治疗以西医抗炎、输液为主，致使卫阳抑遏，寒邪郁闭，毛窍闭塞，肺气失宣，是发热持续不解的重要原因。

二是患者发热虽持续 1 个月，但入院时仍呈现发热、畏寒、无汗、脉浮等风寒表实证候。由于病者年轻体壮，寒邪易从阳化热，因而又同时并见口干欲饮、大便偏干、尿黄灼热、舌红苔黄、脉弦数等热郁见症，提示病邪有入里化热趋势。入院后按寒热郁于少阳，肺气不畅（干咳少痰，咳引胸痛）论治，施以小柴胡汤化裁，服药 4 天郁热受挫，但体温仍持续在38.8~39.6℃，汗出热减，继而复热。由此说明，本案患者不属少阳半表半里证，故小柴胡汤未能取效。

三是洪教授查房时细察患者病情，发热微恶寒，汗出热减，继而复热，语音浊，干咳，鼻塞脉浮等，显然是寒邪郁闭，卫阳被遏，肺气失宣所致。其发热可得汗而减，更能提示前段治疗解表发汗方药未真正到位，说明辨证施治有误。病者虽有口干、舌红等热象，这是阳郁所致，不影响辛温发散药的使用。苔白微腻，提示患者有寒邪夹湿。寒为阴邪，其性凝滞收引，寒邪郁表，腠理闭塞，卫阳被遏不得宣泄，故发热恶寒无汗，得汗则热减，正如《内经》所云："体若燔炭，汗出而散。"湿性黏滞，湿邪郁肺，肺气不宣，故干咳痰少，语音重浊持续不解。综合分析考虑，本患者为寒湿之邪郁遏肺卫，试用五积散解表达里。服药 1 剂，体温有下降趋势，原方连续服用 7 剂体温已趋正常，亦无化热化燥证候出现，由此说明，提高辨证施治水平，不仅是显示中医药特色和优势之关键，也是提高临床疗效之关键。

《太平惠民和剂局方》五积散药物组成：白芷、川芎、炙甘草、茯苓、桔梗、当归、肉桂、芍药、半夏、陈皮、枳壳、麻黄、苍术、厚朴、干姜。严用和《济生方》指出："冬冒风寒，身热头痛，无汗恶寒，宜进五积散。"此方为阴阳表里通用剂，具有解表温中除湿作用，是发表温里、一方统治多病的好方子。适用于外感风寒，内伤生冷，表现为身热无汗，头身痛，胸满恶食，呕吐腹痛，以及妇女血气不和，心腹疼痛，月经不调等属于寒证者。洪教授认为，五积散方不仅主治寒、食、气、血、痰五邪之郁积，而且对表里内外、脏腑经络之寒湿阴邪，悉皆能治。正如汪讱庵在《医方集解》中将五积散归入表里之剂，称其为"解表温中除湿之剂，去痰消痞调经之方""能散寒积，食积，气积，血积，痰积，故名五积"，足见应用范围之广泛。

2. 国医大师洪广祥医案——太少合病，少阳兼表证

张某，男，29 岁，1983 年 4 月 7 日入院。

病史摘要：发热 5 天。患者新婚外出旅游，途中淋雨感风寒而始病。初起则恶寒发热（39.2℃），汗出而发热不解，头痛乏力，经服西药及中药银翘散加减症未减，遂于急诊入院。症见先寒后热，汗出热不退，口干，舌质红，舌苔薄白，脉浮弦，但无头重身困倦等表湿证。经管医生当时认为属风湿外感，遂用香薷饮合藿香正气散加减以发散风湿。药后症未减，热未降，且见寒战后发热，体温 39.3℃，热后出汗，伴口干口苦。当即查疟原虫，结果为阴性。其他各项常规检查，均无异常发现。

4 月 9 日又按少阳病证论治，遂改用小柴胡汤加味（柴胡 30g，西党参 15g，黄芩 15g，常山 10g，法半夏 10g，甘草 6g，红枣 6 枚，生姜 3 片）。当日服药 2 剂，药后汗出，体温略降，旋即又升。

4 月 11 日洪广祥教授细思患者症情，先恶寒继而高热，寒热交作，热多寒少，午后体温增高（39.2℃~40.3℃），上午体温 37.8℃~38.2℃。有汗出，伴口苦口干，舌质红，苔薄白微黄，脉浮数重按无力，证属太少合病，用柴胡桂枝汤疏通营卫，和解表里。方药：北柴胡 30g，桂枝 10g，黄芩 15g，白芍 10g，生姜 3 片，红枣 6 枚，太子参 30g，生甘草 5g，法半夏 10g，常山 10g。首日、次日服药 2 剂，4 次分服。药后

当日体温正常，亦无恶寒，原方连服4天，改为每日1剂，寒热未作，疗效巩固。最后用参苓白术散调理1周痊愈出院。

【按】本案为新婚冒感风寒，发热持续不解，经中西药治疗未能退热而急诊入院。入院治疗5天，发热如前，且见寒战高热，体温在39℃～40℃。症见寒热交作，热多寒少，有汗出，口苦口干，舌苔薄白微黄，脉浮弱而数。洪教授认为这是太少合病，少阳兼表。应施用柴胡桂枝汤加常山，以和解少阳，宣展枢机，调和营卫，解肌辛散。首日、次日服2剂，水煎4次分服。患者当日服药2剂即体温正常，观察数日，未见反复，可谓效如桴鼓！

本案应用柴胡桂枝汤的依据：一是患者发病之时，正值新婚旅游，途中冒雨受寒而致病。新婚劳碌，生息失调，"劳则气耗"，卫气不足，腠理疏松，风寒伤卫，而发为太阳中风表虚证。从恶寒发热、汗出、脉浮弱等症，足以证明属桂枝汤证无疑。二是正气受伤，抗邪能力下降，易使表邪入里，由太阳向少阳半表半里发展。从寒热交作、热多寒少、口苦口干、苔黄来看，已具小柴胡汤证主症表现。由此可见，太少合病，少阳兼表证据充分，柴胡桂枝汤是最佳方选。本案虽无"肢节烦疼，微呕，心下支结"等症，但已具备少阳兼表、太少合病的基本病机，符合仲景"有柴胡证，但见一证便是，不必悉具"的提示。如果欲求症象典型而方敢使用者，则不唯有束茧自缚之嫌，而遗"置佳方于疑窟"之讥，且更与大量临床实践之经验相悖。三是柴胡桂枝汤方中加常山的问题。习惯上将常山列为截疟药，这只反映其药效作用之一。常山是治疗邪入膜原、寒热往来、高热不退的有效药，治疗少阳寒热往来，或寒战高热，与小柴胡汤相伍，每有显著的解热效果。本案例也足以证明其实用性。河南名老中医李学舜先生认为："外感初期发热不宜使用常山，当发热日久，缠绵不已，中西药乏效，并见似疟非疟等症状时，无论低烧高烧，投以酒制常山多奏效，常山经用酒制，用量可大，退热之力方强。"其解热作用值得临床重视。常山气味苦寒，有毒。临床应用关键在于把握邪正斗争、相持不下、邪在膜原、枢机不利的病机，应用时与小柴胡汤配合取效甚速，未见有明显副作用，常用量以10g为宜。

此外，方中柴胡用量多达30g，这是洪教授治外感高热的常用量。柴胡用于退热散邪，必配黄芩。服药后未见有大汗淋漓，以及升阳劫阴的副反应。本案首日服2剂，4次分服，这也是洪教授治疗急重症的体会，对顿挫病势，保持药物在体内的必要浓度，充分发挥其药力和药效，有着不可忽视的作用。患者当日服药2剂，体温降至正常，这不仅体现辨证论治的正确性，同时，在处方剂量和服药方法上也功不可没，值得临床重视。

3. 国医大师洪广祥医案——湿热发热证

彭某，男，26岁，1983年4月12日入院。

病史摘要：不规则发热，伴咳嗽半个月。患者于3月27日值夜班受凉后，凌晨2时许出现寒战发热，寒战1小时后缓解，但发热持续不退，体温38℃～39℃，最高达40℃，伴有咳嗽、头昏、神倦乏力，单位医务所先后用多种抗生素及解热药，发热仍不退，病情未见改善，而转我院治疗。症见不规则发热，以午后为甚（38.8℃～39.4℃），吐泡沫样痰，量少，胃纳差，胸闷，神倦乏力，口苦口干，喜热饮，大便由稀转干，每日1次，舌质红、苔黄厚而少津，脉弦数。

检查：两肺未闻及干湿性啰音，心率84次/分，律齐，心界不大，未闻及病理性杂音，腹软，肝脾未及。血常规：白细胞4.6×10^9/L，中性粒细胞百分比64%。胸透：两肺纹理增粗。

经管医生按邪热遏肺辨证施治，用清金化痰汤合二陈汤加减。服药 3 剂，体温未降，症状如前。

4 月 15 日余查房所见：持续发热半个月，发热特点为午后体温增高，身热不扬，汗出不透，口苦口干，喜热饮，口黏，饮食减少，脘痞，咳嗽，咳声不扬，咯痰不畅，痰白而黏，身倦乏力，小便短少而黄，大便成形，每日一次，舌质红，苔黄白腻少津，脉象濡数。证属湿热发热，有湿从热化之势。应以甘露消毒丹加减：

茵陈 20g，滑石 12g，木通 6g，石菖蒲 10g，藿香 10g，射干 10g，川贝母 6g，黄芩 10g，连翘 15g，薄荷 10g，佩兰 10g，杏仁 10g。

服药 3 剂，体温降至正常，精神转佳，饮食增加，舌苔渐化，连续观察 1 周，体温稳定，症状消失出院。

【按】 本案为典型的湿热发热证，故以甘露消毒丹加减以清化湿热而获卓效。由此可见，从辨证论治上下功夫，是提高疗效的关键。

甘露消毒丹为《温热经纬》方。为湿温时疫，邪阻气分而设。由于湿热邪深在里，正邪相争于内，而现但热不寒，身热不扬，汗出不透，胸脘痞闷，咳嗽痰黏，小便短少，舌红，舌苔腻白黄相兼，脉濡数等湿热里证。正如《温病条辨》所说："湿热证，始恶寒，后但热不寒，汗出，胸痞，舌白或黄，口渴不引饮。"薛氏自注："此条乃湿热证之提纲也。湿热证属阳明太阴经者居多，中气实则病在阳明，中气虚则病在太阴。"湿热为病，缠绵难以速愈，其病机关键在于中焦太阴脾和阳明胃，并由中焦而弥漫到上、下二焦，且随湿热邪的偏胜而有太阴湿偏重或阳明热偏重之分。本案发病已由初期进入中期，故多见阳明热偏重证候表现。

甘露消毒丹用于太阴阳明湿遏热伏，热胜于湿者有显著效果。本方以苦寒和淡渗清热利湿为主，芳香宣化湿浊为佐，从其不用苦温燥湿药来看，可见其亦能主治中焦湿温热偏重证。此方应用甚广，尤其在夏令暑湿季节，凡见湿温、暑温、时疫之属于湿热并重、邪留气分者皆可运用。

4. 国医大师洪广祥医案——气阴两伤证

龚某，男，22 岁，1983 年 2 月 9 日入院。

病史摘要：患者于 4 天前早起锻炼身体后始感身体不适，乏力，纳差，至 2 月 8 日自觉身热，测体温 39.5℃，午后 18 时达 40℃，急去医院就诊，经用抗炎、解热、输液诸措施，体温降至 38.5℃，回家后体温复升，复去医院，重复上述措施效果不显，下午以"发热待查"入院治疗。

入院后经治医生先后应用麻黄汤、柴胡桂枝汤加减，高热下挫，但低热不退，并出现持续呃逆症状，经中西药治疗效果不佳。

2 月 15 日余诊视：患者仍有低热（37.2℃～38℃），呃逆较频，甚则呕吐，大便干结，舌质偏红而苔少，脉虚弦数，证属高热伤阴，胃气虚弱，气机逆乱。拟清热养阴，益气和胃，降逆止呃。方用竹叶石膏汤加味：生石膏 30g，麦冬 15g，太子参 20g，法半夏 10g，怀山药 15g（易粳米），枇杷叶 10g，竹茹 10g，柿蒂 6g，生甘草 6g。服药 1 剂低热全退，呃逆停止，胃纳增进，感觉良好，于 2 月 23 日痊愈出院。

【按】患者连续发热 10 天，初始为外感风寒证明显，经辛温解表、和解少阳之后病情改善，体温下降，但低热持续不除，且呃逆频繁，综合治疗未见效果。余诊视，患者因高热损伤气阴证候明显，低热不除，实为气阴亏损、余邪未清所致。其呃逆频繁，亦为胃虚气逆而引发。故用竹叶石膏汤加减，以清热养阴，益气和胃。服药 1 剂，则热退呃止。说明经方的运用必须在辨证论治水平上下功夫。

竹叶石膏汤乃仲景为热病后期、余热未清而气液两伤之证而设。舌红苔少，脉象虚数是临床应用本方的必具指征。热病后期形体羸瘦，虚烦少气，身热多汗，气逆欲吐等症是本方的适应证。热病后期，余热未清，此时只清热而不益气生津，则气阴难于恢复；若只益气生津而不清热，又恐邪热复炽，死灰复燃，诚如叶天士所云，"炉烟虽熄，灰中有火"。唯有清补并行，方为两全之法。诸药合用，清热而兼和胃，补虚而不恋邪，实为一首清补结合之良方。本案在竹叶石膏汤基础上，加用枇杷叶、竹茹、柿蒂以弥补该方和胃降逆之不足，从而提高了降逆止呃的效果。

5. 国医大师洪广祥医案——气虚夹瘀证

舒某，男，24 岁。1989 年 12 月 7 日被压伤头部及腰部，当即双下肢不能活动，两便失禁，诊为外伤性截瘫。翌日急诊入伤科住院，急诊手术治疗。术后第 2 天高热，体温波动在 39℃ ~40℃，午后热甚。查血常规示白细胞 18.7×10^9/L，中性粒细胞百分比 92%，淋巴细胞百分比 8%。多次查疟原虫（ - ）。骨髓穿刺报告：感染性贫血性骨髓象。经先后用西药氨苄西林、庆大霉素、红霉素、第一代头孢菌素、阿米卡星等抗感染，中药清利湿热、活血化瘀、清热解毒等治疗两月余，仍持续高热不退。

伤科邀请洪教授会诊，症见：持续高热，体温 40℃，不恶寒，无鼻塞咳嗽，头晕乏力，口渴不明显，神识清晰，两便失禁，脉弦数，左寸脉弱，舌质偏红黯，苔根薄黄。拟诊：发热（气虚夹瘀），治以益气化瘀清热。择药：生黄芪 30g，西党参 20g，漂白术 10g，全当归 10g，北柴胡 20g，广陈皮 15g，升麻 10g，桃仁 10g，红花 6g，刘寄奴 15g。

复诊：服药 5 剂，体温逐渐下降，最高为 38℃，自觉精神改善，饮食增加，御寒能力增强。脉虚数，舌质偏红黯，苔白黄相兼厚腻。复查血常规示白细胞 7.8×10^9/L，中性粒细胞百分比9%，淋巴细胞百分比27%，嗜酸性粒细胞百分比4%。继续甘温除大热，配化瘀清热治疗。停用抗生素。择药：生黄芪30g，党参20g，白术15g，当归10g，炙甘草6g，柴胡20g，陈皮15g，升麻10g，桃仁10g，红花6g，赤芍20g，地骨皮30g，鳖甲15g（先煎半小时）。4剂。

三诊：体温维持在38℃，自觉无特殊不适。守上方去地骨皮，加十大功劳叶20g，天葵子15g，再服4剂。

四诊：高热已退，体温正常3天，精神振作，语声洪亮，纳食日增。仍截瘫，两便失禁。脉细数，舌质偏红黯，苔薄黄。以调理肺脾、活血化瘀法善后。

【按】本例为外伤截瘫术后高热两月者，经多种抗生素抗感染，前后更医多人，热势有增无减。洪教授根据久病多虚，高热耗气，脉弦数，重按即无，左寸脉弱，断为气虚无力抗邪，病起于外伤手术之后，判为发热与瘀有关。始终坚持"甘温除大热"，选用补中益气汤甘温补气以治气虚身热，辅以化瘀清热法。原拟血府逐瘀汤治疗瘀血内阻、瘀热不退，后参以十大功劳叶、天葵子清热解毒。诸药共奏益气化瘀清热之功，故而持续高热两月得以消退。

五、名家经验

名医姚荷生治疗发热经验

发热是临床上的一个常见症状，它可以发生在许多疾病的过程中，由于发热的原因不同，因此其临床表现也不完全一致。一般来说，高热和中热多见于外感发热，低热多见于内伤发热。发热是机体正气抗御病邪和机体内在的阴阳失去相对平衡的一种表现。

姚荷生老先生出生于三世名医之家，被恭称为江西中医之泰斗，姚老先生学识渊博，治学严谨，精通伤寒之学，擅长运用六因辨证治疗各种疑难杂病，不论外感或是内伤，此手法不完全与其他医家相同，尤其在发热疾病中，常常以寒风、风湿热、暑湿、寒闭火、风火等病因作为诊断证候，抓住病因的特性，指导选方。

1. 伤风发热

寒风发热多低热，伴见恶风、有汗，但汗出不透，有汗热退，汗收复发热，或伴肢体酸痛，头痛，或兼鼻塞流清涕、咳嗽胸紧、痰多白泡而不易咳出，脉浮缓或脉弱，面色青白，舌苔薄白。风热发热多低热，但亦可高热，见皮肤微汗，或初起伴轻微恶风头痛、心烦口渴、咳嗽鼻塞、痰涕黏稠，其色或黄或白，脉浮，面色光泽，舌尖红，苔薄或白或微黄。若发热无畏风、泄泻、口干或渴，为协热下利。有积滞则往往发热多不退，口渴，腹胀，甚则腹痛，大便不畅，指纹色深而不流利，舌苔较厚、淡黄或白。

治疗上风寒发热宜选用辛温解表药如桂枝汤类方，或宣肺化痰药如杏苏散类方；风热发热宜选辛凉解表药，如银翘散类方或桑菊饮类方；兼挟热下利发热可选葛根芩连汤。

2. 伤寒发热

伤寒发热特点为高热，同时畏寒、无汗，伴有头项强痛、身疼痛，食欲欠佳，或兼咳嗽气喘，面白而滞，舌苔白，脉浮紧。阳虚受寒发热，多伴见怕冷或胃痛、腹痛泄泻或呕，而脉反沉。血亏受寒发热多见于妇人，或遇经期前后，发热不高，伴见小腹冷痛、手足清凉发麻，脉沉细。

治疗上外感伤寒发热宜选辛温宣散药如麻黄汤加减；脾胃素虚，受寒发热，夹有食滞者治宜表里两解如藿香正气散加减、葛根汤或加半夏；肾阳虚受寒发热可选麻黄附子细辛汤类；血亏受寒发热可选温经散寒药如当归四逆汤之类。

3. 伤暑发热

暑热发热多伴见头痛、烦躁、口渴、尿少赤热，出现气促、冷汗、突然昏倒等中暑症状。暑湿发热多伴有身重倦怠、胸闷、不思饮食、呕吐、泄泻、小便不利等症状。风暑发热，轻则自觉似冷非冷、似热非热，但皮肤灼热无汗，伴烦躁不安、口渴、尿少赤热，或兼咳血胸痛，脉浮弱数，舌尖红，苔薄白。

治疗上暑热发热闭窍者选芳香开窍药如人丹、痧药之类；暑湿发热可选藿香丸；风暑发热宜清解，可选西瓜翠衣、荷叶边、金银花、扁豆花、淡竹叶或莲藕、白茅根之类；暑温高热致痉者可选清瘟败毒散加全蝎等兼息肝风。

4. 伤湿发热

风湿证患者中风偏重者发热伴汗出怕风，全身沉重倦怠；寒偏重者发热伴有怕冷，肢体疼痛，发作剧烈；热偏重者伴有关节红肿灼热。湿热发热多为低热，发热时间较长，症状多变，或伴脘腹闷胀作痛、呕吐泄泻；或兼腹痛、里急后重；或微恶风寒、渐久热不退、神识昏蒙、午后热盛、神昏谵语、脘腹胀闷、大便溏而不爽；或伴黄疸，皮色橘黄鲜明或熏黄（如烟熏）黯淡；或尿频、尿短、尿浑、尿有砂石，尿色深黄，尿道自觉灼热等。

治疗上风湿发热选防己黄芪汤类方、人参败毒散、九味羌活汤、独活寄生汤、桂枝芍药知母汤、甘草附子汤之类；湿热发热可选白头翁汤、胃苓汤、茵陈蒿汤、茵陈五苓散或茵陈术附汤等，但多为清热利湿之品。

5. 伤燥发热

温燥发热则皮肤灼热，伴瘙痒脱屑，鼻干焦枯无涕，自觉鼻中冒出火气，口腔黏膜发红灼热疼痛，咳痰黏而少。凉燥发热则皮肤皲裂作痛但清冷，回温瘙痒灼热，凉燥鼻干有时反流清涕，黏膜不红，自觉咽喉梗塞，反欲热饮，痰稀而不易出，伴有恶寒畏风。

治疗上温燥发热可选桑麻丸、葛根、黄芩、川贝母、牛蒡子、薄荷等。凉燥发热可选白芷、枸杞子、桑椹、桔梗、半夏、紫苏叶等。

6. 伤火发热

火为热邪，伤火发热多为高热，风火证如风火眼痛、风火牙痛、风火喉痛，都伴红肿灼热，疼痛非常剧烈，甚则红肿处糜烂出血。风火头痛，痛如鸡啄，自觉灼热，痛不可近。寒闭火证先有寒战，而后高热神昏谵语，甚则狂躁，或头面颈部赤肿，面色紫绛、头痛、脉浮。燥热证多高热大渴大汗，继则口唇干裂出血，身发红斑。湿热化火证则久热不退，渐渐伤阴，舌苔焦黑干粗甚则剥落光绛，口唇干裂出血。

治疗上风火发热可选薄荷、荆芥、龙胆草、黄芩、黄连、黄柏、牡丹皮、栀子、大黄等清热泻火之品。寒闭火发热可选清瘟败毒饮加减。燥热发热可选白虎汤类方或竹叶石膏汤加减。

摘自：娄永亮，刘英锋. 姚荷生六因辨证治疗发热临床经验［J］. 中医学报，2018，33（05）：782－785.

<h3 style="text-align:center">国医大师洪广祥治疗外感发热的经验</h3>

外感发热，大多是因感染所致的发热；内伤发热，是慢性病脏腑功能失调的一种临床表现，多见于体质虚弱及慢性病患者，故内伤发热以虚证居多。

对发热的治疗，中医有种种退热的方法，洪教授认为临床应用时先要辨明外感发热还是内伤发热，再从外感和内伤中分析其不同的病因，从而根据证候的具体情况选择不同的退热治法，不可"见热退热"。

洪教授当年出任江西医学院（今南昌大学江西医学院）第一附属医院中医科主任时，专门收治无名高热患者，单纯应用中医药进行治疗，取得了令人非常满意的疗效。所谓"无名高热"，是指经过西医系统、正规地诊治，不仅诊断不明，而且无明显疗效的发热。

洪教授在治疗无名高热（实际上是外感发热）的过程中，体会到"宣散透热"治法对外感发热有着重要的指导意义。所谓"宣散透热"，是应用辛温宣散、解表透热的方药，以达到迅速解热之目的。江西省著名中医临床家姚荷生先生一次应邀会诊时，特别强调在治疗发热患者过程中，不能单纯以发热高低的变化，作为衡量病势进退的唯一依据。姚荷生老先生认为，有些疾病初期正邪相交，热度上升，病情加重，后期热度下降，病告痊愈。而有的患者初次服药体温不但不降，反而有短暂上升。遇有这种情况，不能随便武断这是病情恶化的表现。例如寒风郁热、风湿郁热、湿遏热伏等证，都存在一个病邪"郁闭"的共同点。因此，"宣透"是其共同的基本治法，患者服药后也可能出现体温短暂升高的透热反应，医者应事先告知患者，避免出现误解。

摘自：洪广祥. 中国现代百名中医临床家丛书——洪广祥. 北京：中国中医药出版社.

（黎晓整理）

第十一章　咯　血

一、医案导入

国医大师洪广祥医案——肝火犯肺证

汪某，女，46岁，1985年3月29日初诊。

患者反复咯血10余年，支气管镜检查提示左上肺支气管扩张。某医院胸科建议手术治疗，病家拒绝接受手术。据述发病时均以咯血为主要症状，平素少有慢性咳嗽咯痰。上周因家事不悦，发生争吵，随之出现干咳频作，夜寐不宁，烦躁易怒。3天后咯血量多，日10余口，血色鲜红，无痰液兼夹。经对症治疗未能止血，遂入院治疗。经中西医结合治疗咯血基本控制，一周后出院。出院3天咯血又作，前来门诊邀余诊治。

患者咯血鲜红，日夜咯血近20余口，自觉全身燥热，胸闷憋气，心烦不宁，夜难安寐，口干舌燥，面色泛红，大便不畅，口唇红，舌质红黯，苔黄少津，脉弦细数，左关弦甚，右寸细弦。

二、启发思考题

1. 本病的中医诊断、分型是什么？
2. 请阐述本病的病因病机。
3. 试述血证的辨证要点。

156

4. 如何鉴别吐血与咳血?

5. 试述血证的治疗原则?

6. 请写出治法、方药（方名、药名、用量、用法）。

三、基本知识点

凡血液不循常道，溢出脉络之外，而表现有出血证候者称为血证。在内科范围内，常见的有咳（咯）血、吐血、衄血（鼻、齿）、便血、尿血及皮下出血（紫癜）等。出血是某些疾病的一个症状，常见于造血系统的出血性疾病，以及某些系统疾病的出血症状。西医学中呼吸系统疾病如支气管扩张症、肺结核、肺癌、肺脓肿等引起的咳血可按血证辨证论治。

1. 病因

在生理状态下，血为水谷之精气，它生化于脾（脾统血），藏受于肝（肝藏血），总统于心（心主血脉），宣布于肺（肺朝百脉），化精于肾（精血同源），与气相互为用（气为血之帅），循行经脉之中（脉为血之府），周流不息，营养全身。血的生理作用的发挥，直接受脏腑、气血、阴阳的支配。当各种急慢性疾病，导致脏腑损伤，气血失调，阴阳有所偏胜、偏衰，血液不能循经运行，就会引起血液溢出脉外而形成血证。究其原因，主要有以下几个方面：

（1）外感六淫：以感受热邪发病者为多，如风热、风燥之邪犯肺，常为咳血、衄血的主要诱因。湿热邪毒入侵营血，损伤血络，常为紫癜或血尿的发病因素。

（2）内伤饮食：嗜酒或过食辛辣厚味饮食，导致热积胃肠，化火动血，常为引起吐血、便血，或齿衄、鼻衄的重要原因。

（3）情志过极：情志过极易化火动血，即所谓"气逆于上，迫血妄行"。如气火横逆犯胃，肝火循经犯肺，常为吐血、咳血和鼻衄的发病因素。

（4）脏腑虚衰：脏腑气血阴阳不足，也常为引起血证的重要内因。如脾虚失统，肝虚失藏，肾气虚弱，不能固摄，或肺肾阴虚，肾亏火旺，虚火妄动，也常为吐血、便血、尿血和衄血（皮下、齿）的常见原因。

（5）瘀血留蓄：出血之后（外溢或内溢），离经之血留积体内，又能成为瘀血。瘀血留滞，影响局部病灶的愈合，不仅出血不易停止，甚至是造成反复出血的重要病理基础。

2. 病机

血证的发病机理，总的来说，是"气火逆乱，脉络损伤，血不循经，溢于脉外"。阳络伤则血从上溢，阴络伤则血从下出。

血证的病理性质有虚实之分：实证多为气火亢盛，血热妄行。虚证多为虚火妄动，迫血妄行；或气不摄血，血不循经。

这里要强调指出，实证和虚证，有时是血证发展过程中演变转化的不同阶段。

火盛气逆→迫血妄行→阴血亏虚→虚火内生→出血量多→血证迁延→血去气伤→气虚阳衰→气不摄血。

因此，阴虚、气虚，不仅是导致出血的病理因素，而且又是出血的后果。这种因果关系，临床应辩证地加以对待。一般来说，出血属热者较多，属虚寒者较少。

3. 辨证论治要点

（1）辨病位：咯血有在肺、在肝的不同。

（2）辨虚实：实证多由火热亢盛，迫血妄行，瘀血阻络所致；虚证一般由气虚失摄，血不归经所致。

（3）辨出血量：根据头晕、乏力、面色唇甲苍白、心慌、出汗等症的程度，结合舌、脉，综合判断出血程度，分清标本缓急。

（4）治疗原则：治火，实火当清热泻火，虚火当滋阴降火；治气，实证当清气降气，虚证当补气益气；治血，包括凉血止血、收敛止血、祛瘀止血、补血生血。凡出血暴急量多者，临床应根据具体情况，或直折其火，或急固其脱，并可运用中西医两法综合治疗和抢救。

此外，血证患者护理极为重要，出血期间应卧床休息，情绪要安定镇静，更不可发怒动气。饮食宜清淡，煎炒辛辣之品应少吃或不吃。咯血患者要尽量控制或减少咳嗽，这对防止患者反复出血，提高止血效果有重要临床意义。凡出血后，脉现洪大弦急者，要注意防止再度出血。

4. 大咯血的抢救

大咯血要及时抢救，否则患者生命会受到威胁。

大咯血对人体的影响，除咯血的量和出血的速度外，还和患者的一般状况有关，如为久病体弱，即使出血小于300mL也可能是致命的。

大咯血造成的直接危险主要是窒息和失血性休克，间接危险是继发肺部感染或血块堵塞支气管引起肺不张，如为肺结核患者还可通过血行播散。

（1）体位：保持镇静，不要惊慌，令患者取卧位，头偏向一侧，鼓励患者轻轻将血液咯出，以避免血液滞留于呼吸道内。如已知病灶部位则取患侧卧位，以避免血液流入健侧肺内。如不明出血部位时则取平卧位，头偏向一侧，防止窒息。

（2）镇静：避免精神紧张，给予精神安慰，必要时可给少量镇静药，如口服安定。

（3）镇咳：咳嗽剧烈的大咯血患者，可适量给予镇咳药，但一定要慎重，禁用剧烈的镇静止咳药，以免过度抑制咳嗽中枢，使血液淤积气道，引起窒息。

（4）观察病情：密切观察患者的咯血量、呼吸、脉搏等情况，防止休克的发生。

（5）勿用力排便：防止用力大便而加重咯血。

（6）保持呼吸道通畅：如患者感胸闷、气短、喘憋，要帮助患者清除口鼻分泌物，保持室内空气流通，有条件时给予吸氧。

（7）窒息患者的抢救：如若发生大咯血窒息，立即体位引流，取头低足高位（可将床尾抬高45°左右），或侧头拍背。

经初步处理，咯血稍有缓和，患者的血压、脉搏、呼吸相对平稳时，应尽快护送患者到附近医院，以便进一步救治；如出血不止，请急救中心医师进行就地抢救，一旦病情稍微平稳，允许转运时，仍需送医院进行吸氧、监护、止血、输血、输液及对症和病因治疗。

四、医案赏析

1. 国医大师洪广祥医案——肝火犯肺证

患者基本信息、就诊日期、发病情况及四诊信息详见上文"医案导入"。

诊疗经过：

证属肝经气火上逆侮肺，肺络伤则血从上溢。治宜清肝降逆以宁血，"止血为第一要法"。方用清肝宁络汤（经验方）：丹皮15g，生栀子15g，净青黛6g（包煎），薄荷10g（后下），川楝子30g，白芍30g，生甘草10g，生大黄10g（后下），代赭石30g，地榆炭30g，白及30g。7剂，每日1剂，水煎服。并嘱患者保持情绪稳定，力戒辛辣煎炙和发物，避免诱发出血。

二诊：患者告知服药3剂后咯血已减3/5，服完7剂咯血基本控制，诸症改善，大便通畅，夜能入寐，心情舒坦，治疗信心倍增。为稳定病情，控制出血，上方再加北沙参30g，麦冬30g，百合30g，以养肺阴，润肺燥。7剂，每日1剂，水煎服。

三诊：病情稳定，未见咯血反复，燥热胸闷等症已不明显，左关脉弦明显好转。拟改用麦冬汤合百合知母汤加减调理。

麦冬30g，太子参30g，生甘草10g，大枣6枚，淮小麦30g，枇杷叶10g，百合30g，知母10g，薄荷10g，川楝子15g，合欢皮30g，白及30g。水煎服，每日1剂，共7剂。

四诊：病情进一步稳定，亦无特殊不适，饮食、睡眠、二便均显正常，心烦气躁现象已少出现，嘱病情稳定期间可持续服用上方调理。

【按】根据西医对支气管扩张症的分类，本患者应属于"干性支气管扩张"。其特点是以反复咯血为唯一症状。病变多位于引流良好的上叶支气管，故平时无咳嗽、咳脓痰等症状。

从本案发病过程和证候分析，显然是由于情志化火，木火刑金，肺络损伤，血从上溢而咯血，为典型的肝火犯肺证。故治疗应重在清肝降逆以宁血止血，符合《景岳全书》提出的"血动之由，惟火惟气"和唐容川强调的"火升故血升，火降则血降""泻火即止血"等治疗血证的学术观点。洪教授用于治疗支气管扩张症咯血的经验方——清肝宁络汤，收到显著的止血效果。方中丹皮、生栀子、青黛、大黄等直折其火，以治其出血之因；代赭石苦寒体重，长于镇潜肝阳，又清肝火，凉血止血，其与地榆、白及相伍，可达凉血泄热、收敛止血和散瘀止血的综合优势，以快速达到止血效果；薄荷辛凉芳香，辛能散，凉能清，善"搜肝气而抑肺盛"，又善疏肝理气而散郁火，是"火郁发之"的佳品；川楝子苦寒，入肝经，为治"肝郁化火"诸证的主药之一，其与薄荷相伍，既能疏肝调气，又能内散郁火，是临床值得重视的调肝泄热药；方中还配合仲景芍药甘草汤，其意是根据《内经》"肝苦急，急食甘以缓之"之旨，重用白芍合甘草酸甘合化，以柔肝缓急，有助于肝气亢逆缓解。全方合用，共奏清肝降逆，宁血止血之功。故患者服药后止血甚速，病情控制快，疗效满意。病情稳定后，又根据火热病邪和出血之后易伤阴耗津，且肝为刚脏，体阴而用阳，易从火化而动血、出血等特点，用麦冬合百合知母汤、甘麦大枣汤加减以养阴润燥、柔肝缓急、解郁泄热以继续稳定病情，调理善后，减少病情反复。方中还应用了合欢皮、白及二味药，根据洪教授的经验，白及既可散瘀化腐生肌，正如《本草备要》所云，本品"补肺，逐瘀生新，肺损者能复生之"，又可收敛止血、化瘀止血，是一味双向调节的止血药。洪教授用白及之意，一为补肺生肌，逐瘀生新，以期修复或改善支气管扩张之病灶；二为在调理过程中防止出血的反复，以防患于未然，居安思危！合欢皮味甘性平，既有缓心气、开郁结、安五脏之功，又有消痈、敛涩、活血之作用，其与白及相伍，有助于支气管扩张病灶的改善和修复。

2. 兰智慧主任医师医案——热伤肺络证

徐某，男，47 岁，2015 年 11 月 25 日初诊。

诉痰中带血 1 年余，2015 年 11 月 10 日胸部 CT：右下肺背段支气管扩张；轻度肺气肿，并少许段性感染；左肾小结石；右侧甲状腺低密度影。目前咳少量黄痰，痰中带血，晨起 2~3 口/日，胸闷，咳嗽，纳可，口苦，小便平，大便干，舌淡，苔白，脉细。

体格检查：双肺呼吸音弱。

肺功能检查：残气量、残气容积比重升高。

辨证：本例辨证为热毒壅肺，热伤肺络，治以清肺化痰，逐瘀排脓。拟方千金苇茎汤加减。处方：芦根 20g，薏苡仁 10g，冬瓜仁 10g，白及 10g，三七 3g，桔梗 15g，蒲黄炭 10g，藕节炭 10g，全瓜蒌 15g，黄芩 10g，金荞麦根 10g，甘草 6g。7 剂，水煎服，日 1 剂。

二诊，诉咳嗽较前减轻，咳黄痰量减少，胸闷减轻，仍痰中带血，口干口苦，余无不适，小便平，大便偏干，舌淡，苔白，脉细。体格检查：咽稍红，双肺（－）。

患者痰瘀减少，痰热仍壅塞肺叶，治以泻白散，清泻肺热。用药：桑白皮 20g，地骨皮 20g，芦根 20g，川牛膝 10g，桔梗 15g，杏仁 10g，三七 3g，白及 10g，藕节炭 10g，侧柏炭 10g，川贝母 3g，海蛤壳 20g，生甘草 6g。10 剂，水煎服，日 1 剂。

三诊，诉目前痰中带血明显减少，仍有痰少量，色转白。胸闷症消，口干，大便干结，日 1 行，舌红，苔白黄，脉细。

体格检查：双肺检查未见明显异常。

处方：守前方，去海蛤壳。14 剂，水煎服，日 1 剂。

【按】本医案西医诊断为支气管扩张并咯血。中医辨证为热伤肺络，治以清肺化痰，逐瘀排脓。初治拟方千金苇茎汤加减。治以清肺化痰，逐瘀排脓。佐以白及、蒲黄炭、藕节炭敛血止血，三七活血止血；桔梗、全瓜蒌、黄芩、金荞麦根清肺化痰。复诊患者痰瘀减少，痰热仍壅塞肺叶，治以泻白散，清泻肺热。整个治疗过程坚持泻肺热，逐痰瘀。是血证治疗原则之治火具体体现。

3. 国医大师何任医案——肺脾气虚证

胡某，男，62 岁，初诊：1976 年 7 月 17 日。

肺疾咯血，消瘦，日晡低热未已，纳滞，干咳连声，无痰，唯气促，红细胞沉降率持续较高，苔白，脉细数，以益脾肺为主。

旋覆花 9g（包），仙鹤草 15g，北沙参 9g，炒白术 12g，糯稻根 15g，扁豆衣 9g，怀山药 12g，生甘草 8g，蒿梗 6g，新会白 4.5g，平地木 12g，红枣 9g，炒谷芽 12g，炒麦芽 12g。5 剂。

复诊：1976 年 7 月 24 日。7 月 17 日方进 5 剂后，血止，咳缓，效方宜续，以补益脾肺为治。

旋覆花（包）9g，仙鹤草 15g，野百合 6g，炒白术 12g，糯稻根 15g，北沙参 9g，怀山药 12g，蒿梗 6g，扁豆衣 9g，新会皮 6g，平地木 12g，生甘草 8g，炒谷芽 15g，炒麦芽 15g，红枣 15g。7 剂。

三诊：1976 年 7 月 31 日。服药诸症悉解，以益脾理肺善其治。

旋覆花（包）9g，野百合 9g，地黄 9g，炒白术 12g，糯稻根 15g，北沙参 9g，怀山药 12g，蒿梗 6g，扁豆衣 9g，平地木 12g，生甘草 4.5g，红枣 15g，佛手花 8g，炒谷芽 15g，炒麦芽 15g。7 剂。

【按】咳嗽、潮热、咯血同见，常属肺病。中医在辨证施治方面不单纯治肺，而是采取脾肺同治的法则。在理论上是补土以生金，资其化源，实际上即是治病求本的方法。本例用药，除清肺止咳以外，着重在补益脾胃。如山药、白术、扁豆衣、甘草、谷芽、麦芽、红枣等，都是益脾和胃的药物；特别是山药（原名薯蓣），《金匮要略》治虚劳诸不足，用薯蓣丸。张锡纯在《医学衷中参西录》有一味薯蓣饮，"治劳瘵热，或嗽或咳，或自汗……大便滑泻"。他认为山药能补肺，补脾胃，兼能补肾，是从培土生金、金水相生的理论而推勘出来的。方中止血仅仙鹤草一味，五剂而血止咳缓；后两方仍以补

第十一章 咯 血

益脾肺为主，益脾药多于理肺药，说明脾胃为后天之本在防病治病中都起着一定作用。

摘自：老中医经验整理研究小组．何任医案选［M］．杭州：浙江科学技术出版社，1978：31.

4. 国医大师洪广祥医案——肺脾气虚，痰热遏肺兼血瘀证

刘某，58 岁，男，2002 年 3 月 13 日初诊。

幼时患咳嗽，常遇寒而反复发作。成年后吸烟成瘾，每日吸 20～30 支。咳嗽日益加重，痰量明显增多，发作时痰量日达 100～200mL，痰色黄白相兼，质稠黏，有时出现痰血。经 X 线摄片及 CT 检查，均诊断为右肺支气管扩张，伴支气管炎。长年西医对症治疗，并多次住院诊治，效果不理想。经友人介绍求余诊治。

症见咳嗽痰多，痰黄白相兼，黄脓痰占 2/3，痰量约 100mL 以上，有时可多达 200mL 左右，胸满憋气，动则气憋加重，咳甚则痰中带血，或咯鲜血，伴口干渴，但饮不多，大便偏燥结，胃纳甚差，形体消瘦。平素易感冒，易自汗，舌质黯红而嫩，舌苔中部黄白厚腻，脉象右寸细弦滑，右关弦滑甚。

证属本虚标实，以肺脾气虚为本虚，痰热遏肺为标实，且现瘀滞肺络之象。治拟先治其痰热标实，后治其肺脾本虚。方用生麻黄 10g，南杏仁 10g，生石膏 30g，生甘草 10g，桑白皮 15g，地骨皮 30g，金荞麦根 30g，败酱草 15g，黄芩 10g，白及 30g，合欢皮 30g，桔梗 30g，三七末 6g（分冲），生大黄 10g。

二诊：患者服药 7 剂，黄痰减少 1/3，口干渴改善，大便通畅，厚腻苔略有减少，脉象如前。效不更方，再进 7 剂。

三诊：黄痰续减，但痰量如前，饮食未增，气短神疲，大便稀软，苔黄续减，厚腻苔仍存，右关弦滑，右寸细弦滑无明

165

显变化。

服药后痰热标实顿挫，虚象更加显露，拟补益宗气以"杜绝生痰之源"，促使痰量减少；散瘀生肌，以助扩张病灶之改善，减少咯血症状反复。

药用：生黄芪 30g，西党参 30g，白术 15g，炙甘草 10g，丹参 15g，北柴胡 10g，升麻 10g，陈皮 10g，白及 30g，合欢皮 30g，三七末 6g，制大黄 10g，桔梗 30g，败酱草 15g，金荞麦根 15g。7 剂，每日 1 剂。

四诊：服药后气短神疲略见改善，饮食增加，痰量略有减少，但不甚显著，未现咯血症状和助热反应。嘱原方再进 7 剂。

五诊：痰量已减少过半，黄痰消除，饮食续增，大便软成形，每日一次，体力明显改善，厚苔已少 2/3，右寸右关弦滑脉象见减。

上方再加熟附子 10g，桂枝 10g，白茯苓 30g，续服 7 剂。

六诊：服药后无不适反应，痰量减至日 30～50mL，以白稀黏痰为主，少有黄黏痰，全身诸症已见明显改善，且病情稳定，抗风寒能力增强，病家甚为满意，并说"中医真神奇"。

【按】本案从初诊证情分析，既有肺脾气虚，又有痰热夹瘀，虚实见症突出。在治疗上先从标实论治，用麻杏甘石汤合泻白散，并加用黄芩、金荞麦根、败酱草清化痰热，重用桔梗以宣肺排痰，使郁闭的痰液迅速排出，有助于感染的控制，胸部憋闷症状解除。方中又选用白及、合欢皮、三七、大黄以散瘀生肌、去腐生新，有助于支气管扩张病灶的改善。同时，又可达到祛瘀止血，防止反复出血的效果。患者服药 14 剂，痰热标实证得到有效顿挫，但痰量未见减少，且虚象愈加显露，故三诊运用了扶正祛邪治则，实施补虚泻实治法。选用补中益气汤补益宗气，以"杜绝生痰之源"，同时又重视清痰热、排痰浊、散血瘀以治标实，为治本虚提供有效的支持，避免出现补虚碍邪的不良反应。用药2周后患者痰量显著减少，全身症状亦见改善，说明通过补益宗气以杜绝生痰之源，以及"脾为生痰之源"理论的正确性。

支气管扩张症，"痰"是诸症中的主要矛盾，痰可致瘀，又易化热，是引发反复感染的重要原因。除应用补益宗气之品以杜绝生痰之源，还应看到，痰为阴邪非温不化，张仲景有"病痰饮者当以温药和之"的治则，因此，在五诊处方中又大胆使用芪附汤和苓桂术甘汤，从而加大了温阳化饮的力度，患者服药后并未出现化热化燥之反应，而是痰量显著减少，全身症状明显改善，病情稳定。由此可见，坚持以中医药理论为指导，力求在继承的基础上创新，是提高中医临床疗效的关键。

五、名家经验

国医大师洪广祥治疗血证经验

血证可表现为不同部位的出血，常因多种急、慢性疾病所引起。从病因病理和辨证施治的原则而言，有一定的共性，临床上如能抓住血证的基本规律，就能执简驭繁地掌握多种出血的证治。国医大师洪广祥治疗血证颇有心得，认为对于血证的诊察，应注意鉴别出血的部位和原因，以便在辨证的同时结合辨病。血证的辨证，除应全面了解病史和临床症状，从整体进行辨证外，还应特别注意出血的颜色、出血时间的久暂、出血的急迫或缓慢等，以分清寒热虚实。

一般来说，热证、实证的出血具有以下一些特点：

①多突然发生，病程较短；②血为鲜红色，出血较急；③由于火性上炎，出血多见鼻衄、齿衄、咳血和吐血等；④伴有其他热证或实证。

血证偏寒偏虚者常具有以下特点：

①起病缓慢，病程较长；②出血时发时止；③血色比较黯淡或稀薄；④伴有其他寒证或虚证。

（一）实热证

以咳血、吐血、鼻衄、紫癜为多见，其次为便血和尿血。

证候：病势急，病程短，血涌量多，血色鲜紫深红，质多浓厚而稠，或肌肤散布大小不等的斑疹，斑色深红。面赤，烦热，口渴口苦，尿黄便结。舌红苔黄，脉弦滑数有力。

病机：火盛气逆，血热妄行。

治法：清热泻火，凉血止血。

方药：常用方为犀角地黄汤、三黄泻心汤、龙胆泻肝汤、黛蛤散、十灰散等。常用药有水牛角、黄芩、山栀子、生地黄、丹皮、赤芍、白茅根等。适当配合收敛止血药。

收敛止血的常用药有侧柏炭、陈棕炭、茜根炭、藕节炭、血余炭、大小蓟、白及、仙鹤草、紫珠草、红孩儿、蚊母草、地榆炭等。

加减：

（1）胃火偏盛：临床以吐血为多见，此外，胃火上冲，也常为鼻衄、齿衄的常见原因。凡血热妄行，而胃火偏盛者，可在基本方加黄连、生石膏、生大黄以清泻胃火，代表方为三黄泻心汤，轻者可用玉女煎加减。

（2）肝火偏盛：如肝火犯胃，常以吐血为主；肝火犯肺，常以咳血为主。凡血热妄行而见肝火偏盛者，可在上述常用方内加龙胆草、青黛、赭石以泻肝降逆，代表方如龙胆泻肝汤。咯血可在基本方中加黛蛤散合泻白散。

（3）肺热偏盛：临床以咳血为多见。又因肺开窍于鼻，肺热上壅，也可引起鼻衄。凡血热妄行而见肺热偏盛者，可在基本方内加桑白皮、知母、芦根以清泻肺热，代表方为泻白散。

如咳血或鼻衄，系由风热风燥犯肺所致者，可用桑菊饮或桑杏汤加减。

（4）大肠热盛：常以便血为主，临床多以近血为特点，可在基本方内加地榆、槐花米。代表方如槐花散、地榆散。如兼夹大肠湿热（苔黄腻）可选用赤小豆当归散合地榆散。

（5）心火亢盛：心火亢盛，下移肾与膀胱，常以血尿为主，可在基本方内加小蓟根、生蒲黄、木通、竹叶、滑石、石韦等，代表方如小蓟饮子。

凡暴出血而血热火盛之象明显，量多势涌者，可以犀角地黄汤加大黄为通用方，再参考基本方进行加减。

（二）阴虚证

以咳血、尿血、紫癜、齿衄为多见。

证候：病势缓，病程长，血量时多时少，血色鲜红或淡红。伴见阴虚内热见症（舌红苔少，脉细数为主要依据）。

病机：阴虚火旺，灼伤血络。

治法：滋阴降火止血。

方药：常用方为茜根散、知柏地黄汤、百合固金汤、玉女煎等。常用药有生地黄、玄参、麦冬、阿胶、旱莲草、白芍、丹皮等。降火药可酌选山栀、黄芩或知母、黄柏。对症止血可选用上述列举之收敛止血药。

加减：

（1）肺阴偏虚：临床以咳血为多见。凡阴虚火旺，而见肺阴偏虚者，可在基本方内加北沙参、天冬、百合、川贝母（冲服）、海蛤粉等。一般以百合固金汤为代表方。

（2）肝肾阴虚：临床以尿血、齿衄为多见。尿血为主者，可在基本方内加小蓟、青盐（戎盐），或用知柏地黄汤加减。以齿衄为主者，可在基本方内加龟甲、怀牛膝等，或用滋水清肝饮合茜根散，或知柏地黄汤加减。皮下紫癜酌加龟甲、花生衣各 30g，槐花米 30g，红孩儿 30g。

（三）气虚证

以便血、紫癜为多见，少数可有广泛部位的出血。

证候：出血迁延不愈，血量较少，但亦可暴出而量多，血色黯淡，质多稀薄散漫，稍劳则甚。伴有气虚见症（大量出血时可见芤脉）。

病机：气不摄血，血无所主。

治法：益气摄血止血。

方药：常用方为补中益气汤、归脾汤、黄土汤。常用药有黄芪、党参、白术、炙甘草、红枣、仙鹤草等。适当配合收敛止血药。

加减：

（1）虚寒征象明显（形寒肢冷，脉沉迟细弱），加炮姜炭，甚则加熟附子，以温阳益气摄血。

（2）便血为主者，加灶心土 60g（或用赤石脂代），煎汤代水煎药，代表方如黄土汤。

（3）出血量多，气虚欲脱，另加人参浓煎喂服。若表现为出血性休克者，还可用参附四逆汤（人参、附子、干姜、炙甘草）以益气固脱，回阳救逆。亦可用人参注射液、参附注射液、参附青注射液、生脉注射液静脉点滴。

（四）血瘀证

以吐血、便血、紫癜为多见。少数有广泛部位的出血。

证候：多见于反复出血及常用收敛止血药者，血出紫黯成块，或鲜血与紫黯血块混夹而出，或血出反复不止。伴有瘀血见症。

病机：血瘀留积，血不循经。

治法：祛瘀止血。

方药：常用方为桃红四物汤、失笑散等。常用药有当归、赤芍、桃仁、红花、生蒲黄、三七、大黄、茜草等，还可配合收敛止血药。

这里要强调指出，收敛止血药的止血效果是较好的，但有血止留瘀的副作用。因此临床应用收敛止血药时，要同时配合祛瘀止血药，以达到血止而不留瘀的目的。

摘自：洪广祥. 中国现代百名中医临床家丛书 [M]. 北京：中国中医药出版社，2007：198–206.

（聂旺平整理）